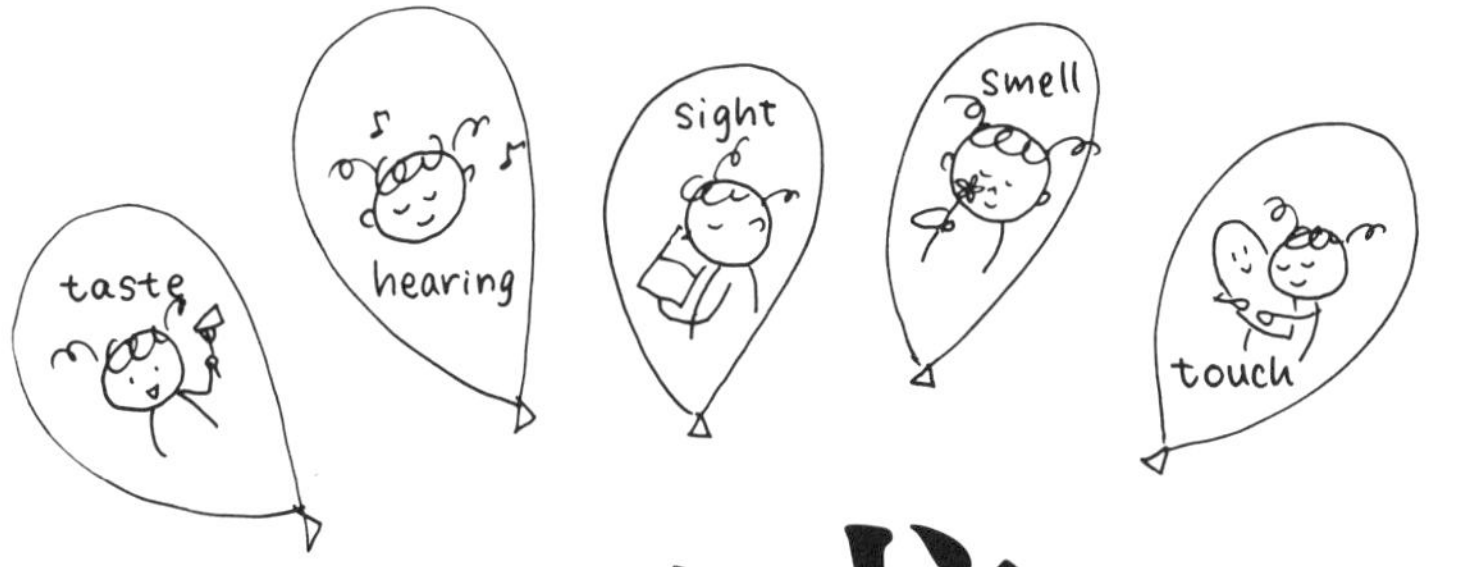

大切なのは、
「今ここ」に意識を向けること、
自分自身を見つめること。

感じるヨガで、

「在り方としてのヨガ」主宰
家崎カオン

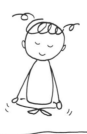

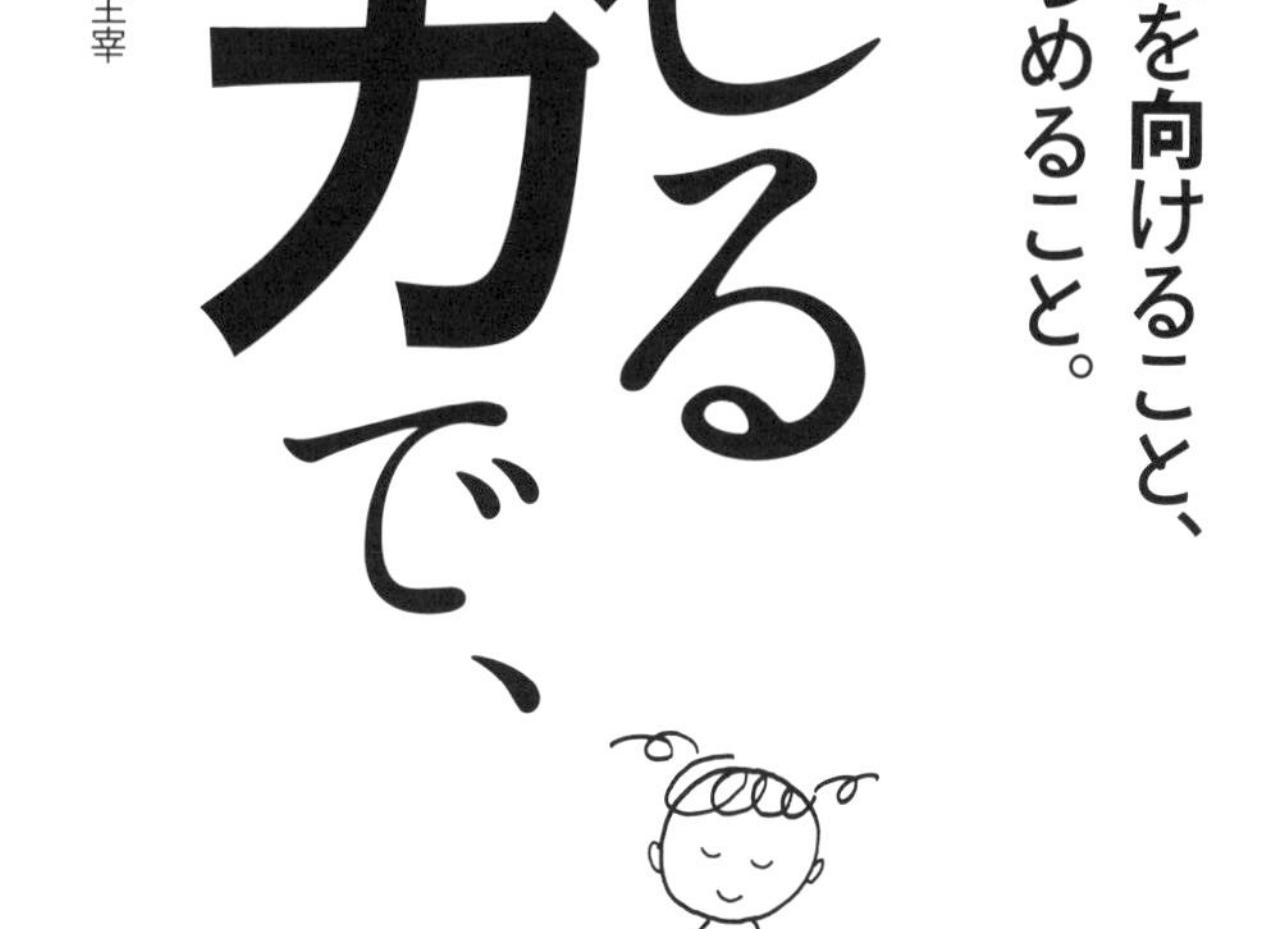

BAB JAPAN

はじめに

この本では、ヨガをとおして、もっと楽チンで幸せに生きられるようになるためのエッセンスをお伝えしていきます。

ヨガにハマり、ついつい頑張ってしまって、からだを痛めて止めてしまう方が多いと聞きます。長年ヨガをガイドしてきたわたしとしては、これをとても残念に思っています。

あなたのまわりにそんな方はいませんか？

それとも、あなた自身にそんな経験はありましたか？

「感じる」ことを意識した「感じるヨガ」をすると、頑張って無理をしてからだを痛めてしまうことは絶対にありません。

それだけでなく、こころがおだやかになります。さらに、顔つきも柔らかくなり、なんと肌もキレイになります。たとえ見本のポーズのようにできなかったとしても、からだはどんどんしなやかになっていきます。

本当に簡単な動きや呼吸、行動を「感じ」ながらやるだけで、痛みから解放されたり、ここ

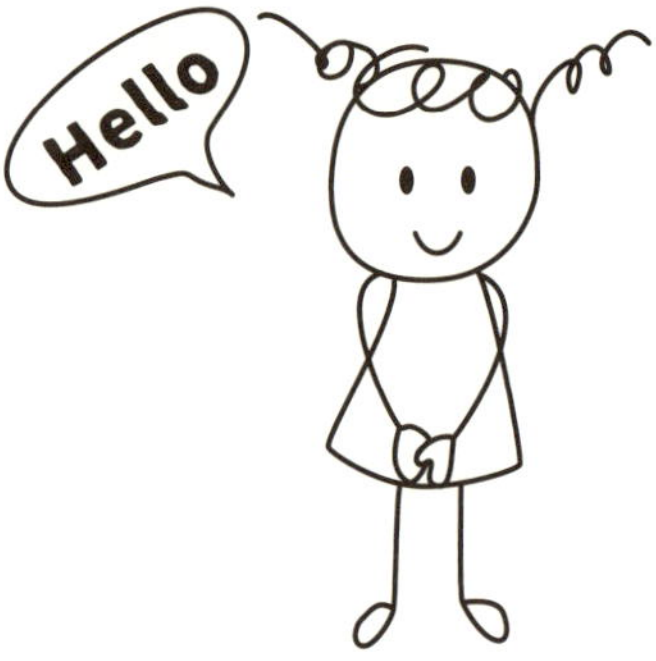

ろが軽くなったりするのです。ちょっとびっくりしませんか？

「感じるヨガ」は主にこんなことを提案します。

・ヨガはマットの上でポーズをとることだけじゃないよ
・なかなか思うようにからだを動かせなくてもヨガはできる
・毎日の日常生活の中でこそヨガを活用しよう

もしあなたがヨガ初心者さんなら、この本を読むことによって、ヨガの本質的なものを理解することができるでしょう。

また、ヨガを現在やっていらっしゃる実践者さんなら、何か新しい視点をこの本で見つけることができるでしょう。そして、それを実際のヨガのクラスで応用できるでしょう。

そもそも「感じるヨガ」ってなあに？と思われましたか。

これは20年を超えるわたしのヨガ経験から自然と出てきたものです。

ここで少し、恥ずかしいですがわたしの過去の経験にふれましょう。

わたしは学生時代、体育の授業で2をとってしまうくらい運動が大の苦手でした。この評価のおかげで、わたしは運動は苦手なのだ、だから運動が嫌いなのだとすっかり思い込んでしまいました。ですが、大人になって、できる・できないなどの評価をされない環境で運動をしたときに、大発見があったのです。

それは、頭がお休みしているという感覚でした。

あれは確か、マラソンや水泳を自由氣ままにやっていたときのことです。ふと「頭がお休みしている状態」に氣づいたのです。この心地よさは、運動をあまりしてこなかった私にとっては衝撃的な新しい感覚でした。この経験が「感じる」ヨガの原点になりました。

その後、「頭がお休みしている状態」の作られ方がなんとなくわかってきた頃、ヨガと出逢いました。そして、わたしにとってはヨガこそが、頭がお休みして空白になっているという状態を味わうのに最適だと思ったのです。そのうちに、からだを動かさずとも、頭がお休みできることもわかりました。そして、これをもっと知りたいと思って続けているうちに、いつしかほかの人にもヨガを教えるようになっていたのです。

今でこそポーズのできあがった見かけ上のカタチに全くこだわらないわたしですが、もちろん、うまくポーズができるようになるには、どうしたらいいのかなと悩んだこともありました。欧米人、特にアメリカ人と並んでレッスンを受けていると、手足の長さなどの違いによって得手不得手があるのだということがよくわかります。だから、見本のポーズそっくりにならなくても全然構わないのだと感じました。逆に、見本のポーズができていても、その人の中でポーズが生きていない場合があることに氣づきました。

そこで大切だと氣づいた点が、やっぱり「感じる」ことなのです。

外側からの見かけが完成のカタチに至らなくても、生のからだの中で何が起こっているのかを「感じる」ことで、ポーズは完成されます。だから、今日の、今の自分のポーズがたとえ見本と全然違っても、それが今日の「自分の完成」なのです。

そしてその「今日の自分の完成のポーズ」を十分に感じて、味わってほしいのです。しっかりと感じることで、どれだけ心地よくなれるか。それが「感じるヨガ」を知ったことでできるようになる一歩先のヨガです。

この本では、「感じる」ことを主軸にすると、いいことがたくさんありますよということをお伝えしていきます。もしかしたら第1章がちょっと小難しく感じてしまうかもしれませんが、その場合は、第2章の実際のワークから始めるのもいいかもしれません。どうぞ気楽に、楽しく読んでください。

家崎カオン

CONTENTS

第3章 こころの感覚

CONTENTS

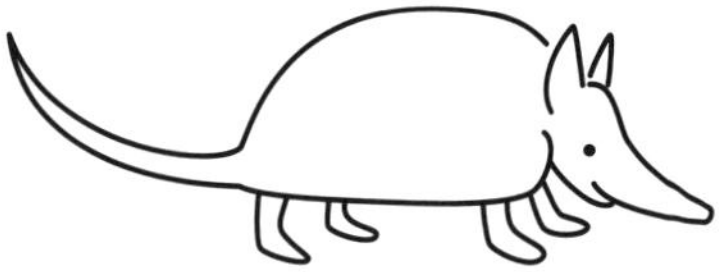

第1章

「感じる」を取り戻そう

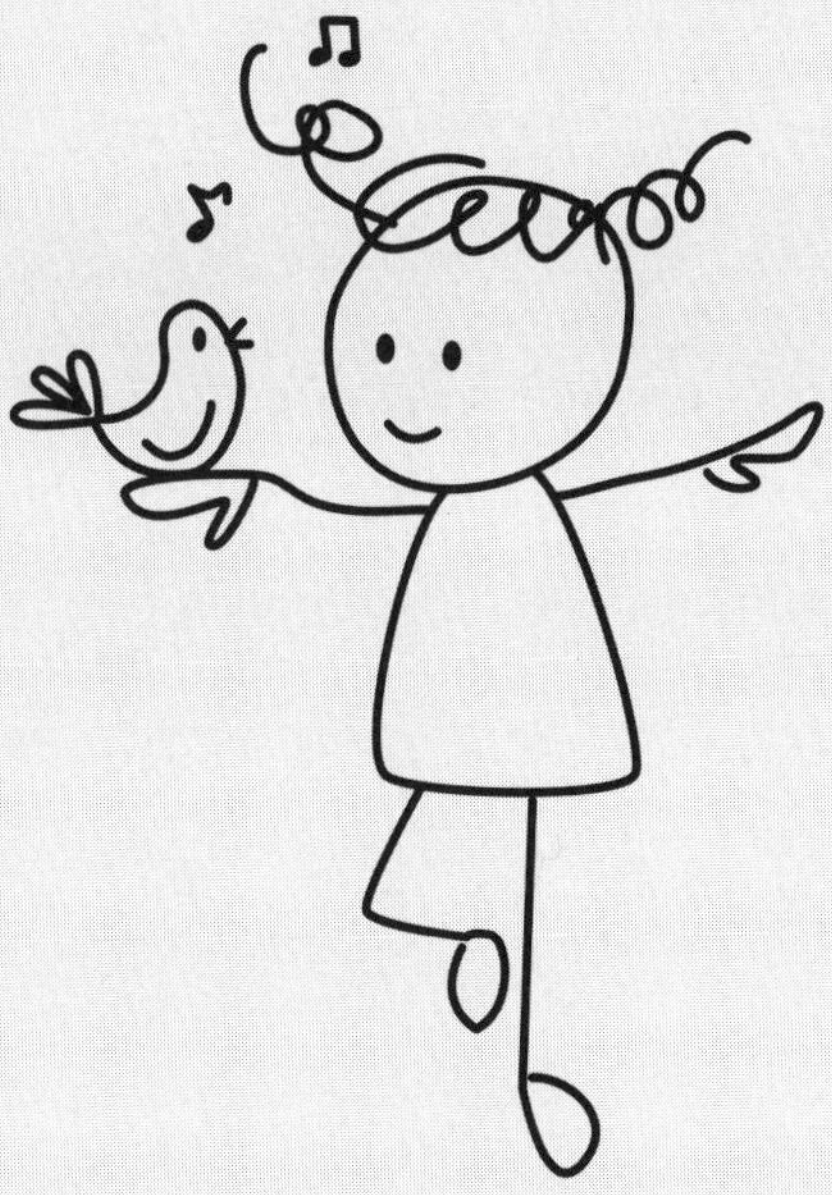

大切なのは「考える脳」と「感じる脳」のバランス

「考える」と「感じる」の違いはなんだと思いますか？
ここでちょっとしたクイズをしてみましょう。

Q．下の文章の（　　）には、「考える」「感じる」のどちらが入るでしょうか？

1．昨日の仕事を反省して、今日の段取りを（　　）。
2．お昼ご飯に何を食べようか（　　）。
3．さっき言われたことを（　　）。
4．風が頬に当たるのを（　　）。
5．お尻の下のクッションの柔らかさを（　　）。

答えは、Q1、Q2、Q3は「考える」Q4、Q5は「感じる」です。
実はこの回答が、「感じる」ことの大切さを知るヒントになっています。
「考える」は過去か未来のことで、「感じる」は現在のことなのです。

あなたの日常生活では、考えること・感じることのどちらが多いでしょうか。
多くの方が「考える」ことと答えるのではないかと思います。

人間の脳は左脳と右脳とに分かれています。そして、それぞれが違ったはたらきをしており、頭の中に2人の性格の違うキャラクターが同居しているという感じです。左脳と右脳、それぞれの性格をざっとご紹介しましょう。

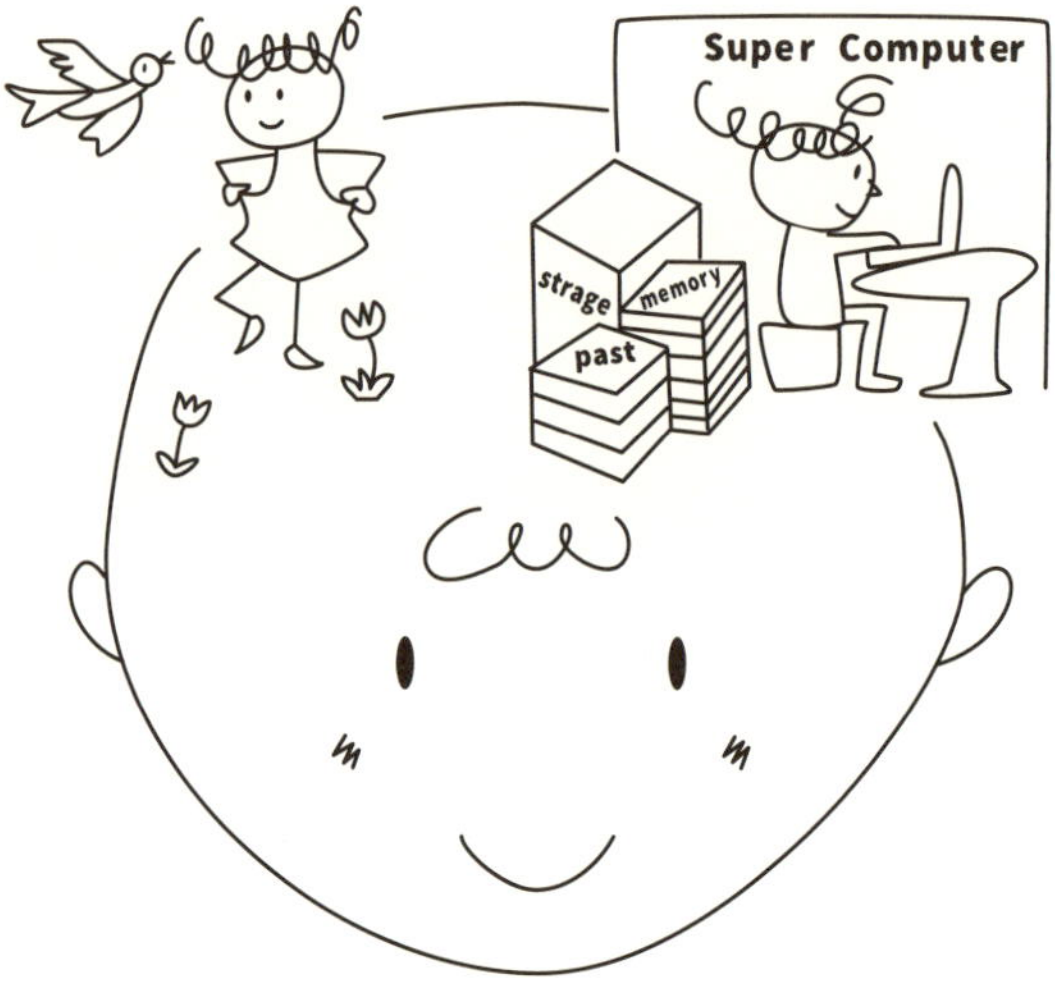

【右脳】

・この場所、この瞬間が全て

・つながり、一体感

【左脳】

・過去と未来が全て

・現在の情報を収集

・情報を過去と紐づけて分類

・情報から未来の可能性を投影

・継続的な思考

・頭の中のおしゃべり

・分離

こうしてみると、現代の生活は、左脳優位の世界だといえます。目まぐるしく入れ替わる情報を分類し、考察し、対応していくには、左脳をフル回転させなくてはなりません。仕切ることが好きな左脳としては、感覚のままである右脳が口出しすることを好みません。すると、どんどん左脳偏重が進んでいきます。また、左脳はあらゆることに関して、自分の体験や情報に基づいて、いい・悪い、正しい・正しくないと判断してしまいます。なので、左脳偏重のままでは、ヨガのクラスでポーズができない、できるようにならなくちゃと思ってしまうのは、仕方のないことかもしれません。

「感じる」ヨガでは、普段、無口にならざるを得ない右脳にスポットライトを当てていきます。そうすることで、右脳の特徴である「他者とのつながり」を取り戻していくのです。ヨガには相反するものを統合するという意味もあります。右脳と左脳をバランスよく使いこなしてこそ、自然との一体感を感じながら、現代の日常生活の中でしっかり仕事をこなすことのできる理想のわたしになれるのです。

参考：『奇跡の脳―脳科学者の脳が壊れたとき』（ジル・ボルト・テイラー著、竹内薫訳、新潮文庫）

「わたし」という存在、「感じる自分」を知る

今まで「考える」ことを優先でやってきた方は、まず、「感じる」ことの主体である、「わたし」という存在を意識することから始めてみましょう。

「わたしという存在」をヨガ的に捉えるのに、とても効果的なたとえ話があります。

「ヨーガ」という言葉は、もともと「馬具」という意味でした。そこから「つなぐ」という意味に発展しました。そのためかヨガでは、「わたしという存在」を五頭立ての馬車にたとえます。

五頭立ての馬車の要素をそれぞれ説明していきましょう。

五頭の馬は、それぞれが視覚、聴覚、味覚、嗅覚、触覚といった感覚器官です。

馬につながっている手綱は、顕在意識やこころ。

それを握っている御者が、潜在意識です。

からだは、馬車の車体。

その中に乗っているのは、馬車の持ち主である主人。

この主人は、魂、眞我、アートマンなどと呼ばれる本当の自分自身として、それぞれたとえられています。

そして、この馬車全体が「わたしという存在」です。


主人は、観察者（ウィットネス）と呼ばれることもあります。これは、主人だけが全体を観察し、意図を持って馬車を動かせることを示しています。


これらを踏まえると、ヨガ的には、人の生の営みをこう表現できます。

主人（本当の自分自身、魂、眞我、アートマン）が、からだという車に乗って、感覚器官という馬を使い、人生という旅をしている。

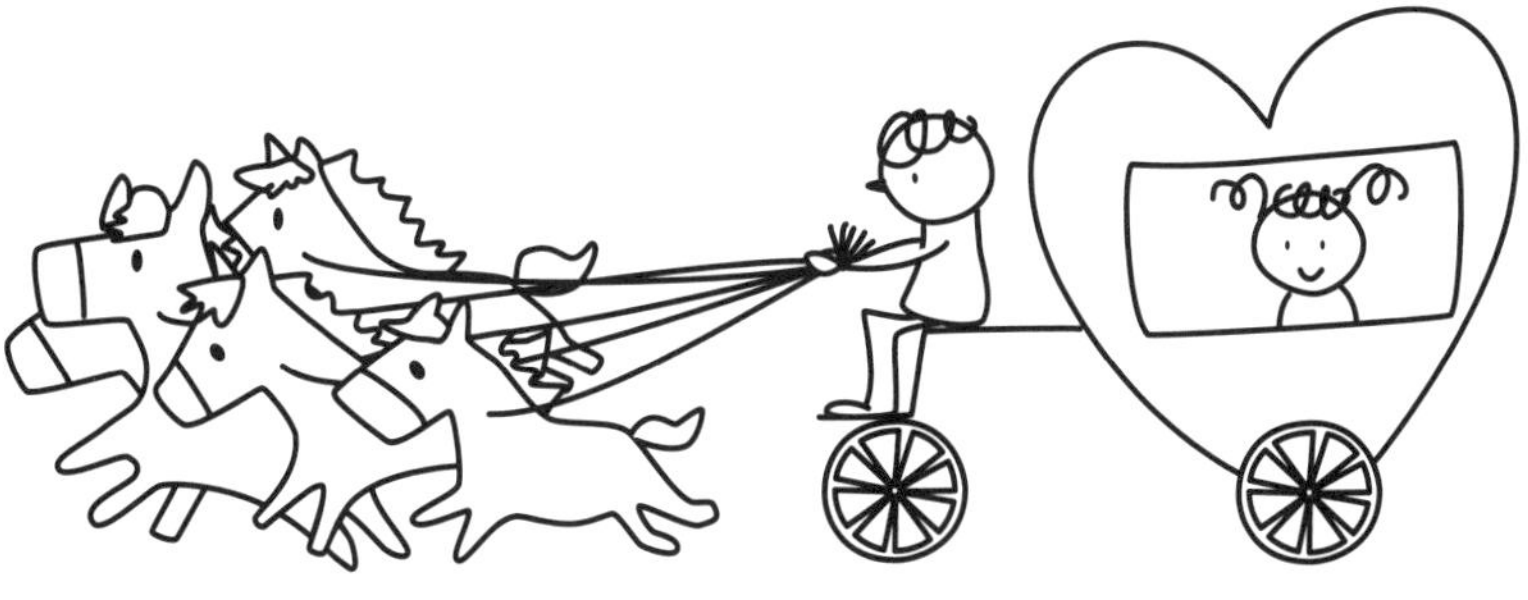

この馬車がうまく進んでいるときは、からだが健康で、自分がどこに向かっているのか、何を成し遂げたいのかという目的を、主人である本当の自分と、潜在意識（御者）が分かち合っている状態です。その目的地に辿りつけるように、五感（馬）からの情報を元に潜在意識（御者）が目的地に向かって誘導していくのです。

では、うまくいっていないときは、どうなっているでしょうか。

たとえば嗅覚の馬が、いい匂いにつられて何かを見つけたとしましょう。本能のままに、もっともっと！と追いかけていくと、ほかの馬とのバランスが崩れてしまいます。本来はそれを御者が制御するのですが、馬に引っぱられるがままにしていると、馬車は走っている道から逸れてしまいます。

バランスの崩れた馬車は、車軸が歪み、そのまま行くと壊れてしまうかもしれません。またこのとき主人の乗り心地はどうでしょうか。よいわけがありませんよね。さらにいうと、馬車は方向を見失い、目的地に行くことができないでしょう。

皆さんも、お腹が空いているわけでもないのに、匂いにつられて食べてしまい、お腹が苦しい、自己嫌悪に陥る、というような経験があるのではないでしょうか。こんなときは、いい匂い！いい匂い！と一頭の馬が暴走している間、自分が主人であるということを忘れて、一緒になって暴走してしまっていたかもしれません。

この「わたしという存在」のことを知っていると、自分が今どこにいて、何をしているかを、冷静に観ることができるようになります。日常生活の中で、「今、主人である本当の自分はどこにいるのかな」と、ときどき「意識」してみましょう。自分が馬車の中に座っている主人なのだと「自覚」することが大切です。

実は、ワンちゃんや猫ちゃんたちは、自分という存在を「意識」することができません。感情もあるし、少し考えたりもしますが、それをやっている自分という存在を「自覚」することができないのです。馬車のたとえでいうと、馬の思うままに、本能のままに動いているといえるのです。

自覚とは、人間だけに与えられたギフトです。このギフトをきちんと使いこなすことが人間としての義務なのではないかと思います。

自分という存在の状態を自覚し、意識し、本当の自分に近づいていくこと。そのためには、意識をどうやって使いこなしていったらよいのか。これもまた、ヨガで学ぶテーマなのです。

感じることを意識するための秘訣は、水を澄ませること

ヨガにおける大切な経典の一つであり、ヨガのテキストともいわれる『ヨガスートラ』にはこう書かれています。

「ヨガとは、こころの作用を制御することである」

これを言い換えると、こころのコントロール方法がヨガだということもできます。つまりヨガとは、からだでポーズをとるだけのものではないということです。

さらに、こう続きます。

「こころが制御されると、自然体の自分自身でいることができる」

自然体の自分自身とは、本当の自分です。すなわち、馬車のたとえでいうと主人のこと。感情やこころの動き、からだがどうあるのかなど、全てを観ている自覚や意識のことです。

ヨガは、この自覚や意識を育てていく方法なのです。

「本当の自分」というコップがあるとイメージしてみてください。

そこに意識と呼ばれる水が入っています。その水の中には、様々な大きさや質の違う何かが入っています。それは、あなたの感情や思考などです。

水（意識）が透明であればあるほど、コップの中にどんな種類の感情や思考があるかはっきりとわかります。自分が今何を感じているのか、何を考えているのかが、

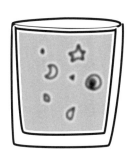

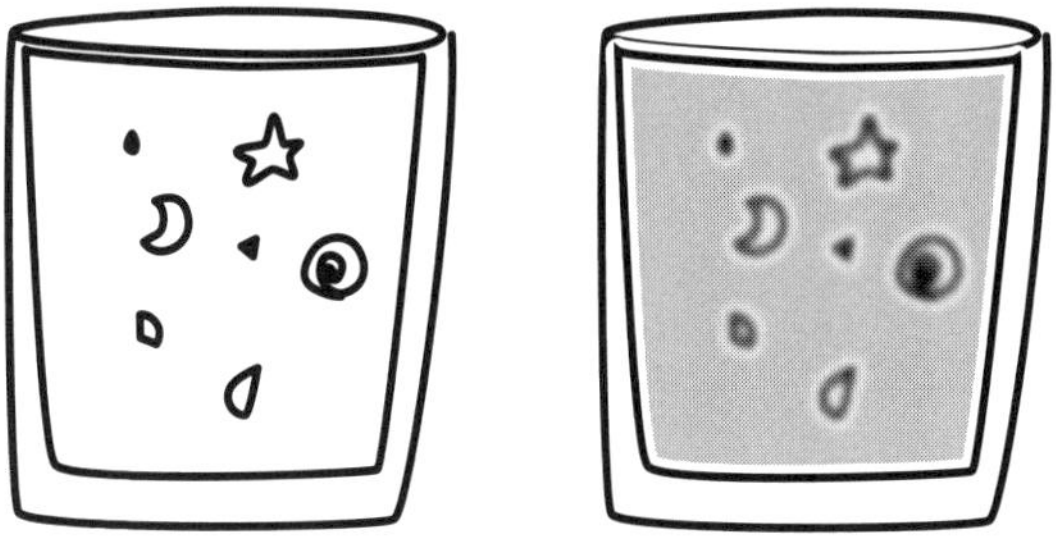

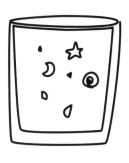

はっきりとわかるということです。

逆に、意識という水の中に、雑多で細かい感情や思考がたくさん入っていると、その水は濁って見えます。すると、その中にある大きな感情や思考もはっきりと見えなくなります。

この濁っている状態は、自分が今、何を本当に感じているのか、わからなくなっていることを示しています。この状態では、本当の自分がどうしたらいいのか、わかりません。自分が進みたい方向を見定めることもできず、大げさな言い方をすると、幸せになれないということにもつながります。

感じるヨガでは、ポーズをとることよりも、「今の自分が何を感じているのか」に焦点を当てて観察をします。こうすることで、細かいチリで濁ってしまっている水を透明にすることができます。意識の水が透明になってくると、その中にある感情や思考をハッキリと認識できるようになります。

自分の感情や思考をどんなときでも認識できるようになると、「わたしという存在」は一時的な感情や思考にとらわれないことがわかってきます。その自覚している意識が「わたしの存在」だということがわかれば、感情や思考は生まれたり消えたりと変化するものだということが自然とわかります。そうした感情や思考の変化にいちいち右往左往しているのが無用なことだと理解できるのです。たとえば予期せぬ馬の暴走に引っぱられたり、湧き上がる感情に振り回されたり、果てしない堂々巡りの思考に翻弄されたりということがなくなります。

意識が澄むだけで、どれだけ生きやすくなることでしょう！

そうなると人生は劇的に変わります。

ヨガを実践して、生き生きとしている魅力的な人たちの秘密がこれなのです。

無意識に発生してしまう感情や思考に引っぱられず、意識がクリアになることで、いつでもどんなことがあっても自然体の自分でいることができるのです。彼らは本当にやりたいことを見つけ、やっていることそれぞれに対しての満足度が高い状態でいられるのです。

ヨガが5千年もの間、人間に受け継がれてきているのには理由があります。からだをとおしてこころとつながり、本当の自分とつながることで、自分の人生をよりよく生きることができるようになるからです。

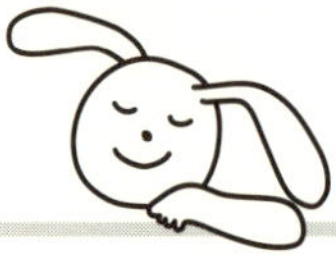

column 1

ヨガの大きな目的——自分の神性とつながる

ヨガの目的について話すときに欠かせない言葉があります。ヨガの本にはよく出てくる言葉ですが、通常のヨガのクラスではあまり聞かれない言葉かもしれません。

それが「ブラフマン」と「アートマン」。

ブラフマンとは「宇宙の根本原理」「神」などを指します。

アートマンとは「内なる本当の自分」。第1章では魂、眞我と表現しました。

このブラフマンとアートマンが同じものだということ、すなわち自分が宇宙の根本原理そのものだということをわかるようになることが、ヨガの大きな目的です。ですが、普通のヨガクラスでは馴染みのない言葉なので、わたしは好んでよくこんな表現に言い換えます。

「自分の神性とつながる」

それを体験するための方法の一つとして、わたしは呼吸に寄り添うようにとガイドしています。呼吸は、自分が吐こうとか吸おうとか思わなくても、自然になされていますよね。それは生命力といえるかもしれません。自分を生かそうとする何らかの力が働いているともいえます。つまり呼吸は、自分の内側に宿っている神的要素なのです。

神的要素をブラフマン（＝宇宙の根本原理、神）、意識をアートマン（＝内なる本当の自分）と置き換えて考えてみると、自分の呼吸を見つめるということは、自分の生命というブラフマンを、意識の目というアートマンがとらえているということになります。そのとき、わたしたちは自分の神性とつながっているのです。

ヨガの大きな目的である「自分の神性とつながる」ための方法はいろいろありますが（第１章に書いたこともそのうちのいくつかです）、呼吸に寄り添うことは、とても簡単で効果的です。

呼吸に寄り添うことで、ブラフマンとアートマンが同じであること、自分が宇宙の根本原理そのものであることを、体感をもって知ることができるようになっていきます。

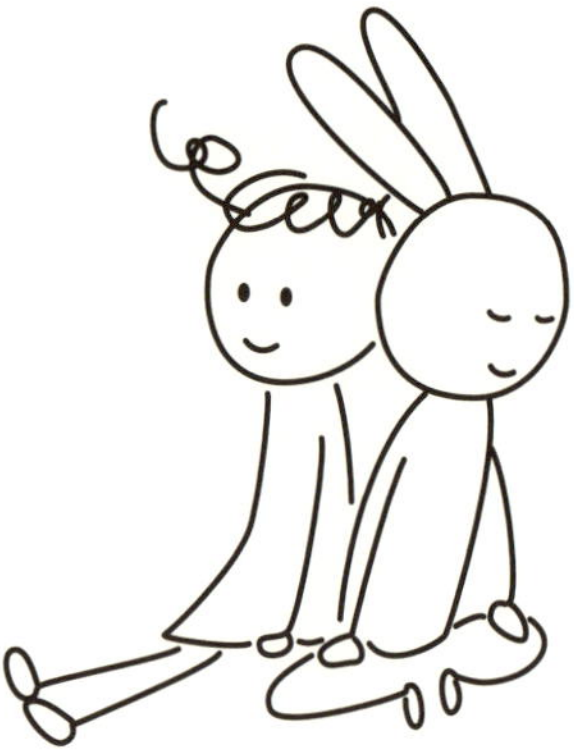

第2章

ヨガ的生活で五感を磨く

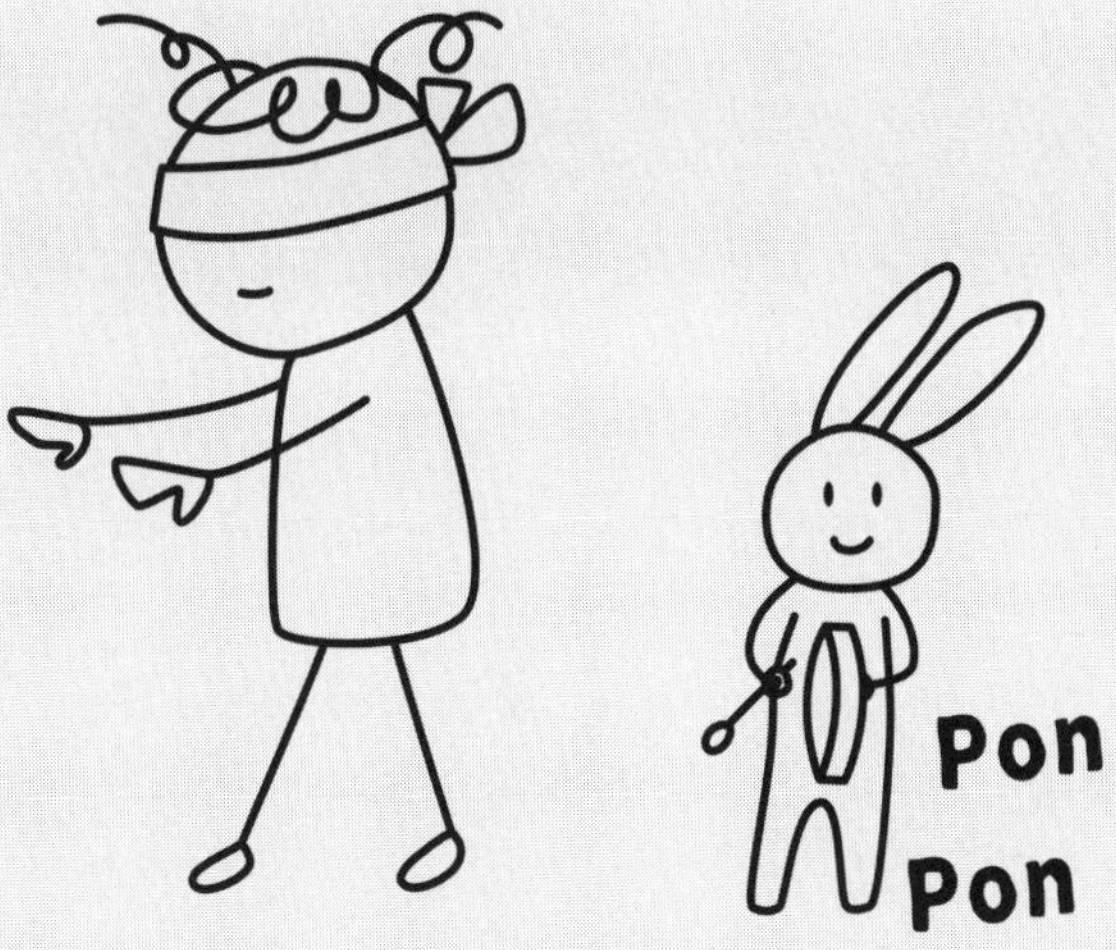

この章では、日常生活の中でも実践できる「感じるヨガ」をご紹介していきます。これを実践していくと、自分の感性を取り戻すことができます。そして自然と、いつでも自分にとっての最善を簡単に選ぶことができるようになります。

「感じる」ことができなくなっている人が多い、と前章で書きました。なぜ「感じる」ことが重要なのかというと、自分が今どう感じているかがわからなければ、自分にとっての最善を選ぶことができないからです。

逆にいえば、自分を「感じる」ということをきちんと積み重ねていくことで、自分の感性を取り戻し、自分にとっての最善を選べるようになります。そうすると、不思議と全ての物事がスムーズに進むようになるのです。

それではこれから、五感をテーマにした、日常で行う「感じるヨガ」をやってみましょう。視覚・聴覚・味覚・嗅覚・触覚それぞれを順に感じていきます。

視覚1 見えない部分を見る力

友人と話をしていて、なんだかちっともかみ合わないなーって思うことはありませんか？

これにはちゃんとした原因があります。

簡単にいうと、同じものを見ていても、それぞれが違った立場から見ているからです。

では、どうしてこのようなことが起こるのでしょうか？　ヨガ的に解消していくにはどうしたらよいのでしょうか？


ちょっと想像してみましょう。

ここにコーヒーカップがあるとします。

わたしから見ると、カップの持ち手は右側にあります。でも、向かい合わせに座っている友人には持ち手は左側になりますね。そうとは知らずに、自分が見えているものこそが絶対だ、と思っていると、わたしと友人の話は全然かみ合わなくなってしまいます。

コーヒーカップのようなシンプルなものなら、友人の見え方を想像することは簡単です。でも、これがちょっとややこしい事柄だとしたらどうでしょうか。お互いにかみ合わない会話になってしまうだけでなく、最悪の場合には、理解し合えず喧嘩別れになってしまう場合もあるかもしれません。

だから相手の立場になって考えましょう、という、ありきたりな話ではありません。「感じるヨガ」では、そこから一歩進んだ考え方を提案します。

まずは、相手の立場になって考えることについて、お話しします。

よく「相手のことを考えて、わたしはこうしたのに」と勝手に不満に感じている方がいます。自分を犠牲にしているにもかかわらず、思うようにいかないことに、ストレスを感じているのです。これは自分も周りの人をも不幸にします。

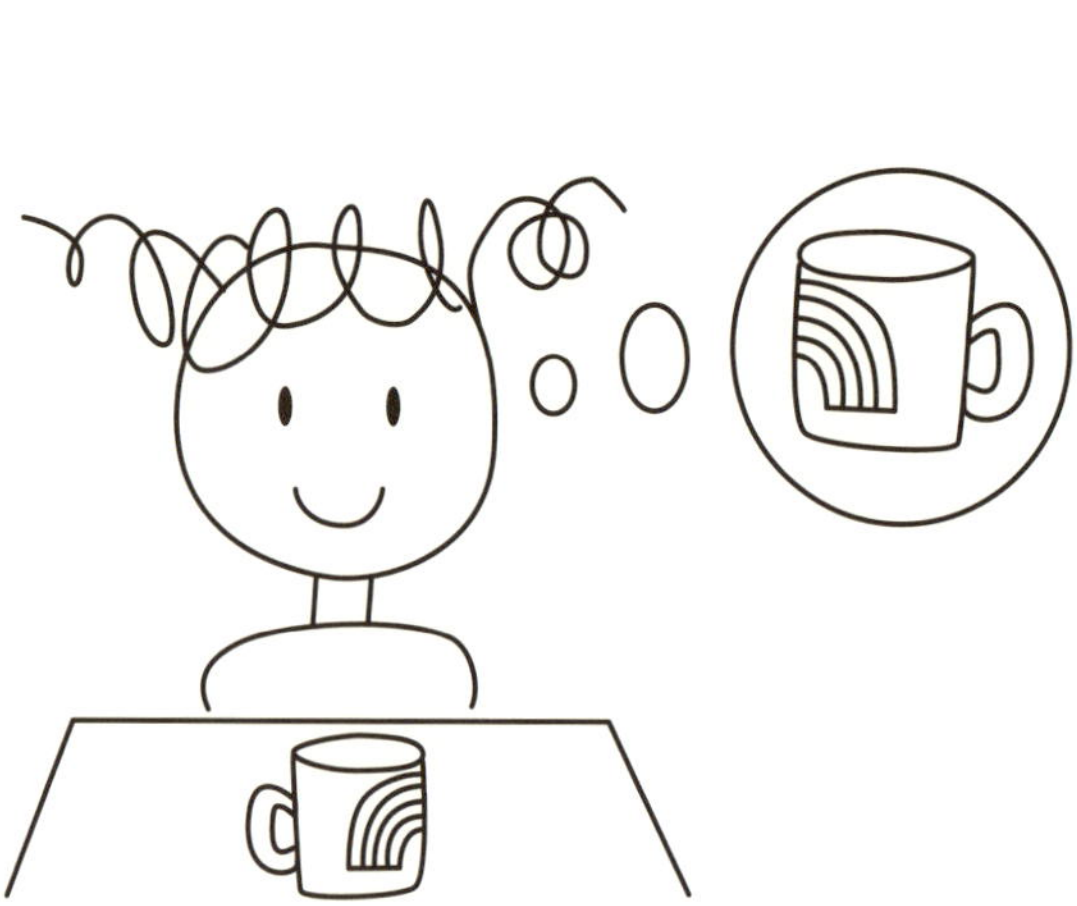

相手の立場に立つとはいっても、それは「相手の立場はこうだろう」という自分の視点にすぎません。あくまでも自分の視点からは抜け出すことができないということを知ってください。自分の想像が絶対だと思い込まないことが大切です。

だからといって、相手の立場を考えずに自分中心に行動すればいいということではありません。

では、「感じるヨガ」では、どうするのか。

自分が見ているものや、目に見えているものが全てではない、と知ることです。自分には見えていない部分、わからない部分があるということを認めて受け入れることがポイントです。

では、ここで実践してみましょう。

1. コーヒーカップ1つを目の前に置きます。
2. 自分が見えている面をしばらく見ます。
3. 目を閉じます。

4. 頭の中で今見たコーヒーカップの反対側から見た面を想像します。

5. 続いて、上から見た面や、下から見た面をそれぞれ想像します。

実際にそれが正しかったか、あとで答え合わせのように反対側や上、下から見てみましょう。想像と違っていたという部分もあるのではないでしょうか。

それでいいのです。

次のステップはアドバンス級です。時間やこころに余裕があるときにやってみるといいでしょう。

6. このコーヒーカップがあなたの目の前にこうして置かれるまでに経てきたストーリーを想像してみま

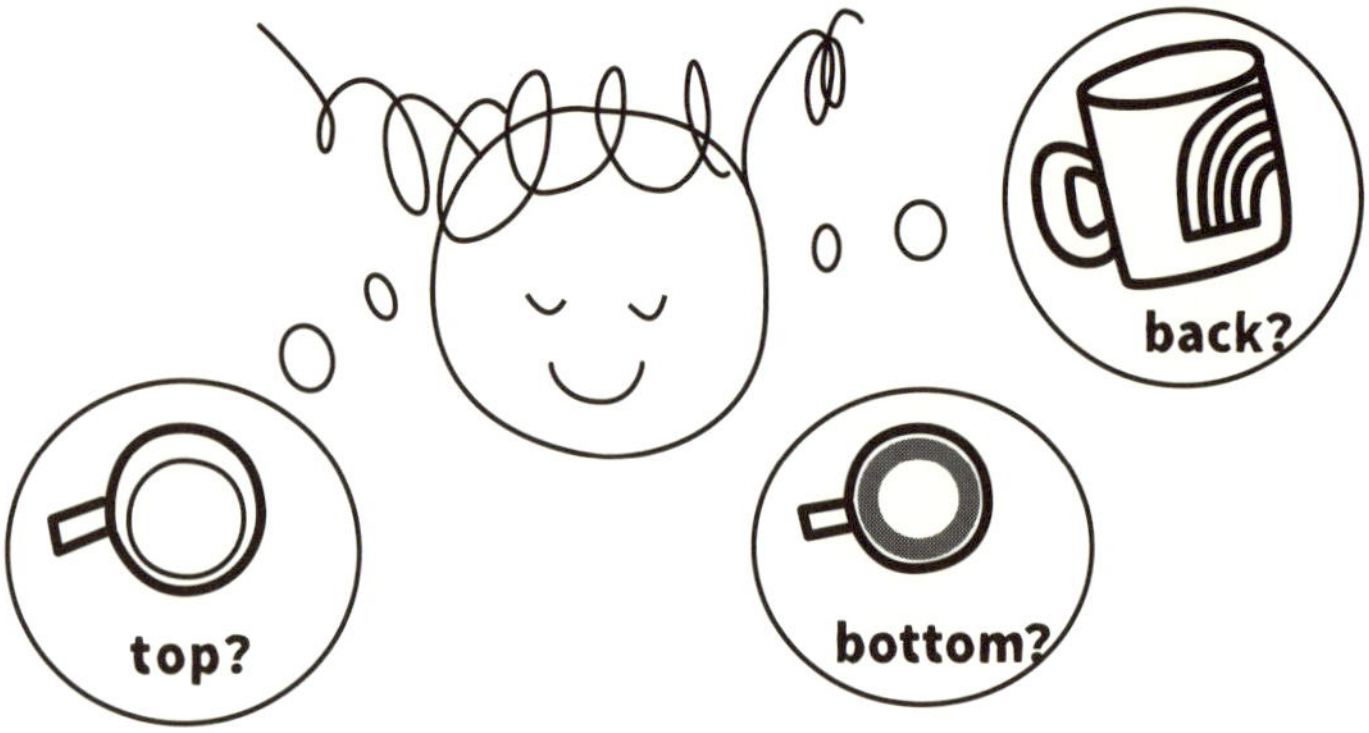

しょう。


たとえば、それが友人からプレゼントされたものだったら、
そのカップは、友人がどこかのお店で見つけて、買いました。

そのカップは、お店の人が箱に入れて包装してくれたはずです。

そのカップは、お店に来るとき、運送業者さんが運んでくれたのでしょう。

そのカップは、どこかの工房でアーティストが作りました。

アーティストが頭の中でイメージしたアイデアがこうして形になり、あなたの元に運ばれてきたわけです。


あなたの目の前にあるカップは、そんなストーリー、エネルギーを内包しているものなのです。どうですか。コーヒーカップ1つに、こんなに見えていない部分があったなんて想像したことはありますか？　そうした背景があって、このコーヒーカップがあなたの目の前にあるということを知ってほしいと思います。

これを練習していると、自分が見ているもの、表に見えているものが全てではないということが、本当の意味で理解できるようになっていきます。たとえば話がかみ合わない相手がいても、そのような意見にいたるまでの背景やプロセスを自分は何も知らないということがわかるようになります。そうした隠れた部分のストーリーを「感じられる」ようになってこそ、本当の意味での謙虚さや他者への思いやりを持てるようになっていくのです。

視覚2　目を閉じることで「見える」世界

ここでは「見る」ということを知るために、「見ない」こと、すなわち目を閉じるということを体験しましょう。

あなたは、目を閉じていることができますか？　眠るとき以外で、です。目を閉じたらすぐに眠ってしまうというのも、目を閉じることが苦手といえます。

わたしたちは普段、外からの情報の80％を目から得ているといわれています。そのため、目を閉じるということは、ほとんどの情報がシャットアウトされるということになります。

普段入ってくる情報が入ってこなくなるわけですから、不安に感じるかもしれません。わたしのクラスに初めて参加される生徒さんの中には、目を閉じ続けることができないという方もいました。

外からの情報を遮断すると、自分の内側、自分が何を感じて何を考えているのかを、見つめやすくなります。そして、その経験を積み重ねていくと、自分の神性、つまり自分の生命《いのち》と繋がりやすくなるのです。


では、皆さんも目を閉じてみましょう。

1. 安心できるところで安定した姿勢になります。

横になっても構いませんが、眠ってしまうこともあるので、最初のうちは座ったほうがいいでしょう。

2. 軽く目を閉じます。

まぶたを閉じるだけだと、眼球がまだ見ようとしている場合があります。目がぱちぱちして落ち着かない感じがしたら、まぶたを閉じたまま目線を足下に向けてみましょう。そうすると、眼球自体が見ることをお休みするモードになります。

3. 落ち着いてきたら、顔に余分な力みがないか観察します。

もちろん目を閉じているわけですから、顔に力みがないか内側から感じ取るようにしてください。顎はゆるんでいますか？　また奥歯をかみしめてはいませんか？　それぞれ確認してみましょう。それから、おでこにシワが寄っていないかも意識してみます。おでこを広々とさせるイメージをしてみるといいでしょう。

4. 一度ため息をつくように口から息を吐き出します。

5. 後はそのまま、感じるままに任せてみましょう。少なくとも10分くらいは続けます。

途中で雑多な考えがいろいろと浮かんできて、落ち着かなくなるかもしれません。目を閉じているのが窮屈な感じがして、早く目を開けたくなるかもしれません。しかし、ぐっと堪えてください。

もしあなたがいつも予定表がびっしり埋まっていないと落ち着かない方だったら、10分という時間がとても長く感じるでしょう。そういう方こそ、きちんと目を閉じてみるといいと思います。

目を閉じることができないという方は、自分の内側を見ることが苦手なのです。繰り返しになりますが、内側を見るということは、自分が何を感じているのか、何を思ったりしているのかを見ようとすることです。つまり、目を閉じることができないという方は、自分と対峙することや、自分とうまく付き合うことが苦手な人であるともいえます。こうした方は、もしかしたら、自分の内側に意識を向けることへの恐怖や、何か目を向けたくないものがあることを、無意識のうちに「感じて」いるのかもしれません。

では、どうしたらそんな自分とうまく付き合えるようになるでしょうか？

それにはやはり、意識して自分の内側を感じようとしてみることです。感じようとするだけで、自然と自分の時間や自分自身のことを、もっと大切に扱うことができるようになります。たとえば、恋人といい関係を作っていきたいと思ったら、相手がどのように感じているのかを知ろうとしますよね。それは、相手に自分のこころのスペースを費やすということです。同じように、自分とうまく付き合うためには、自分の内側に自分だけのスペースを作ること。それができると、もっと自分自身との関係がうまくいきます。

もしも、自分の内側に意識を向けて自分の中の見たくない部分が見えてしまったときのために、その対処法を後で詳しく説明しています。不安な方はそちらを先に読まれてから実践されるといいかもしれません（第3章の「不安を軽くして、自分を進化させる方法」）。

目を閉じて、「見ない」ということをしてみる。すると、近すぎて見えにくかった自分を見ることができます。これがヨガのとても大切な、見る者と見られる者が一つになるということであり、自分の内側の神性とつながるために重要なカギなのです。

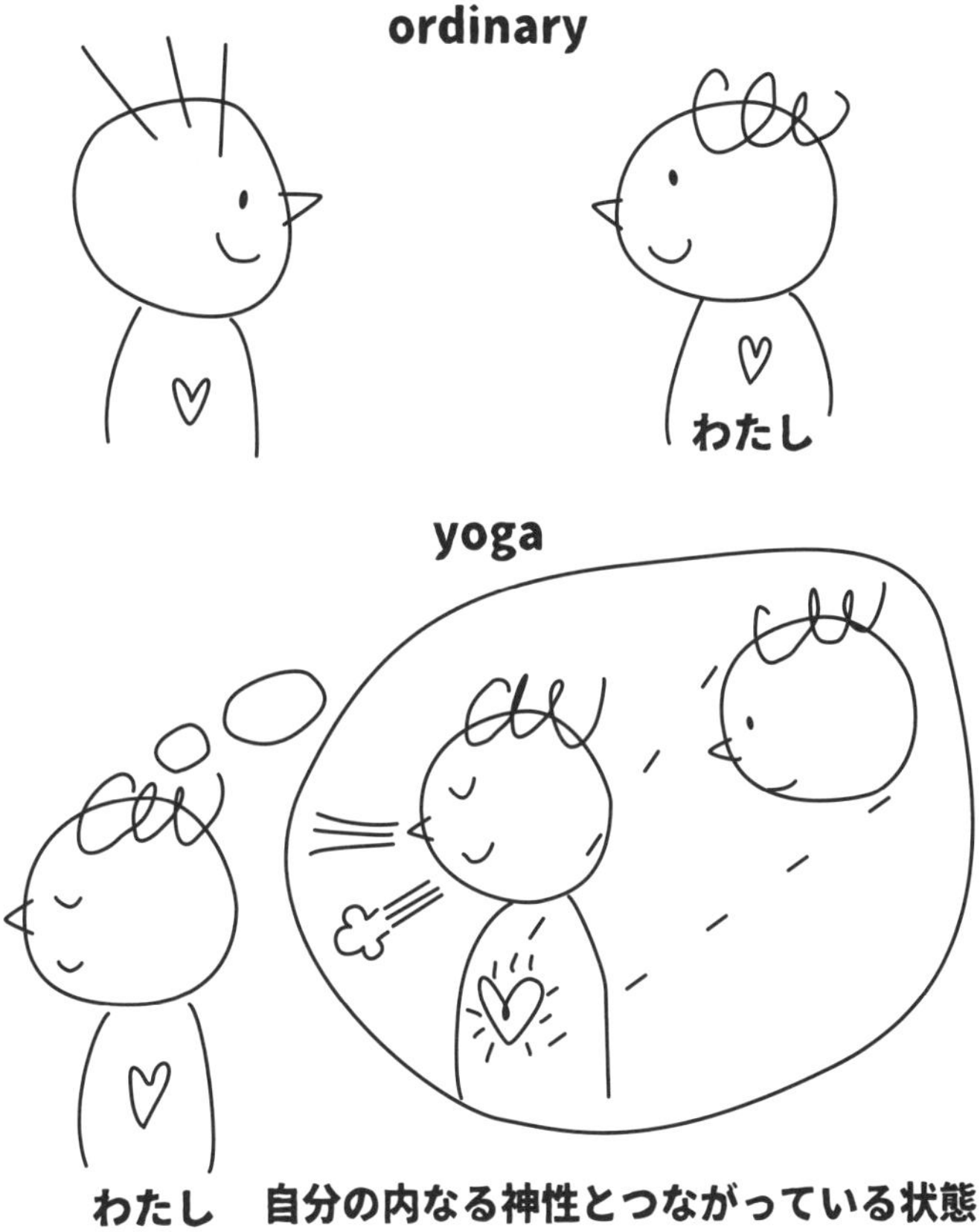
ordinary
わたし
yoga
わたし
自分の内なる神性とつながっている状態

視覚3 自分のマンダラを描く

マンダラと聞くと、どんなイメージがありますか？

寺社仏閣にある画、難しそう、神聖だけど恐い、なんていうイメージがあるかもしれませんね。

マンダラは、サンスクリット語では魔法の円という意味がありますが、わたしは、神様の居場所や在り方を示す地図みたいなものと説明しています。仏教で有名な「胎蔵界《たいぞうかい》マンダラ」や「金剛界《こんごうかい》マンダラ」はそれぞれ、胎蔵界の仏様の在り方、金剛界の仏様の在り方を表しています。東寺で有名な空海の「立体マンダラ」は、普通は絵画で表現されるマンダラを、まさに実際の仏像を配置して立体的に表現したものです。

そんなマンダラを、実は自分で描くこともできます。自分の内側をマンダラという形で表現するのです。ヨガの本質は、自分の内側の神性とつながることなので、自分のマンダラを描くこともヨガであるとわたしは思っています。

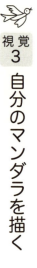

そこには自分でも知らない自分の一部が表れるかもしれません。自分の内側を言語以外のチャンネルで表現することで、そのときに抱えている問題や、変えたいと思っているクセ、解決したいと思っている問題へのアプローチ方法などが見えてくる場合もあります。

では実際に、自分自身の神性の地図、自分自身のマンダラを描いてみましょう。画用紙と、色鉛筆やクレヨンなどの画材を準備してください。

1．画用紙に円を描きます。好きな色、好きな大きさで構いません。

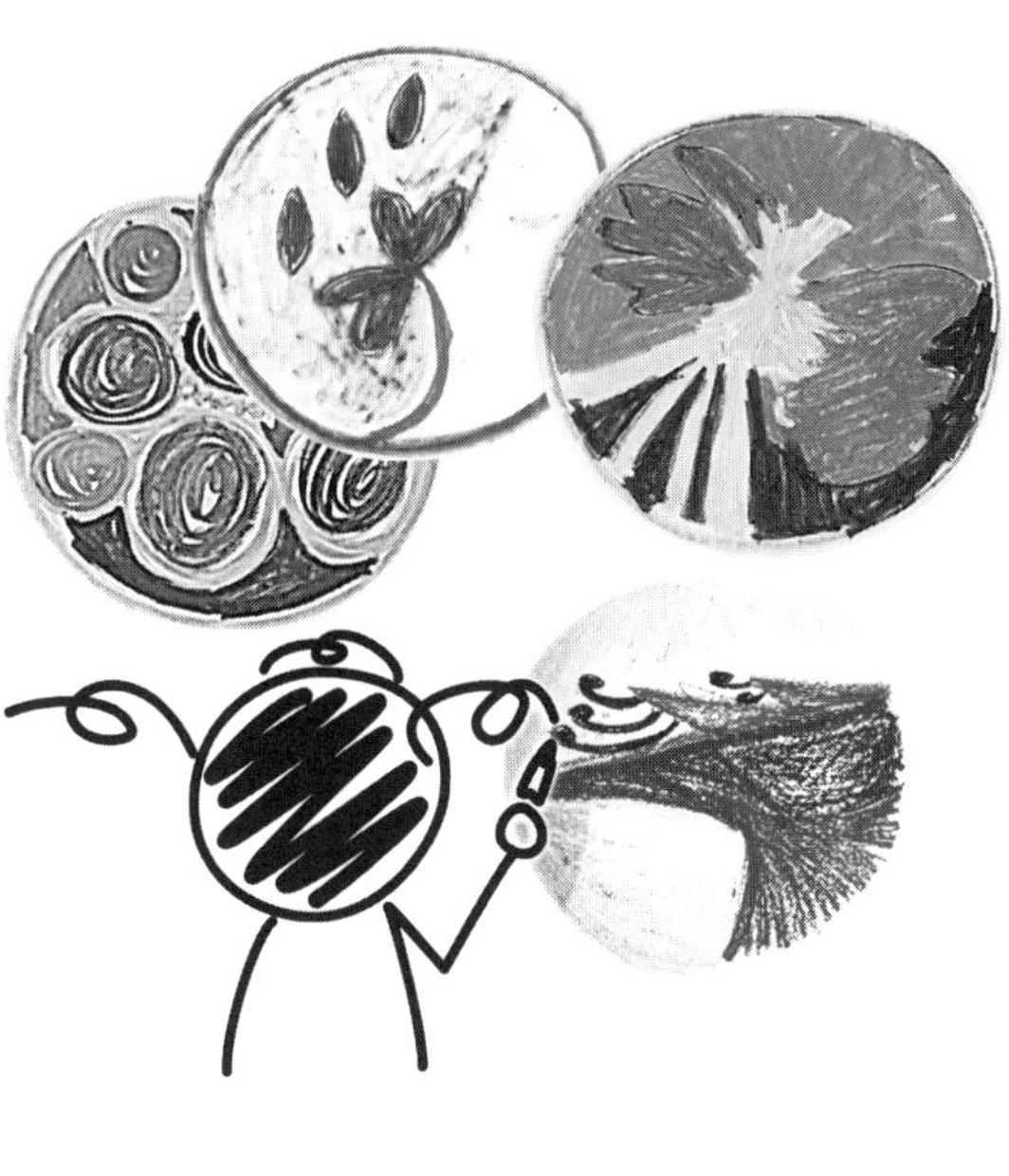

2. 目を閉じて呼吸に意識を向けて少し瞑想しましょう。
このとき、自分の中の色を感じてみると、描きやすくなります。
今日はどんな色が思い浮かびますか？ そしてそれはどんな形でしょうか？

3. 色や形がなんとなく思い浮かんだら、目を開けて、それを紙の上に描いていきます。
難しく考えなくていいですよ。自分の手を伝って表現されたものに、正しいも間違いもありません。なので、心配しないで、安心して描き進めてください。

4. 色と形で、最初に描いた円の中を埋めていきます。
中心から外側に向かって、左右、全体のバランスを見ながら描き進めます。
描きたい色や形が思い浮かばなくなったら、また目を閉じて瞑想しましょう。

5．満足するまで描き続けます。

6．完成したなと感じたら、改めて眺めて、このマンダラの上下を決めます。そして、それがわかるように印をつけます。

ここがとっても大切なポイントです。できあがったなと思ったら、どこから見たら一番しっくりくるかな、と画をくるくる回してみてください。このとき、自分が描いていたときの上下にこだわらないようにしましょう。

7．上下が決まったら、それを鑑賞します。

少し離れたところから眺めるようにしましょう。床の上に置いて、立って上から眺めるのもいいかもしれません。

楽しく眺めるためのコツがあります。それは、自分が小さなアリになって、その絵の中を探検している様子をイメージすることです。色の切り替わりのポイントや、線のつなぎ目などに着目してみるといいでしょう。

8. 十分に楽しんだら、そのマンダラに日付とタイトルを書きます。

タイトルは浮かんだ言葉で構いません。そのタイトルも、あなたの今のキーワードを表しているはずです。

1カ月間くらいは、いつも見える場所に貼っておきましょう。そのマンダラは、描いているときの自分の内側を表現しているものなので、これを見ることでいいアイデアがひらめくことがあります。なぜなら、それは、自分の無意識に埋もれていた神性を表しているからです。描いたときには特別な意味を見つけられなかったとしても、そのマンダラを眺めることで、自分への意味あるメッセージとなる場合があるのです。

画を描いてみましょう、と提案すると、苦手と言う方が大勢いらっしゃいます。ですが、このマンダラは画のようであって画ではありません。きれいとか、美しいとか、上手下手とか、そういった誰かの評価を氣にするものではなく、ただただ、色と形を描いていくだけ。それが自分の内面を表すことに繫がるのです。

わたしたちの感覚や感情は、流れる川のように常に変化しています。それを「感じている」意識そのものは、本来は、川を流れる水のように常にクリアでニュートラルなものです。自分自身のマンダラを描くことに慣れてくると、自分の意識がよりクリアになっていきます。そして、その川に浮かぶ感覚や感情がどんどんとわかるようになっていきます。すると、自分の神性《いのち》とより繫がりやすい状態になっていくのです。

自分自身のマンダラを描くことは、自己の内面を表現し、自分の在り方を創造していくことにもつながります。もっと自分の内側に眠る創造力とつながりましょう。人間だけが想像して、創造する力を与えられています。その力を使いこなして未来を描いていくことは、それを与えられている人間の義務だと思うのです。

聴覚1 音に意識を向けてリラックスしよう

わたしたちは2種類の音を聞いています。

それは、自分の外側の音と内側の音。

日常生活において聞こえる音のほとんど全てが、外側の音です。聞こえる音はいつも周りからやってきますよね。でもとても緊張したときなどは、自分の心臓の音が聞こえるときもあります。つまり、内側の音とは鼓動、内蔵の動き、体液の流れ、呼吸の音などです。日常生活の中ではなかなか意識して聞くことがない音なのではないかと思います。

ここでは、音を頼りに意識を外に広げたり、内側に深めたりする瞑想をやってみましょう。やってみるとわかりますが、音を聞いているだけなのに不思議とリラックスします。それと同時に、ほどよい集中状態にもなれるのです。

1．ある程度の時間、安心して座れる場所を探します。

極端に静かすぎたり、うるさすぎたりしない場所がいいでしょう。

2. 居心地のよい状態で座ります。

3. まず目を閉じて自分の呼吸音を聞くようにしましょう。

呼吸音は、空氣が出たり入ったりする風のような音です。わかりにくかったら、ちょっと大げさに呼吸してみてください。そして、呼吸音ってこんなふうに聞こえるのだということを体験しましょう。

4. しばらく呼吸音を聞いた後、意識を外側に切り替えて、外の音を聞きます。

このとき、聞こえてくる音の一つだけにこだわらずに、アンテナを広げてたくさんの音を聞くようにします。エアコンの音や車の音、隣の部屋の誰かが歩いている音など、普段は氣にしていないような音もいろいろ聞こえてくるのがわかるでしょう。

5. しばらくしたら、また自分の呼吸音を聞くようにします。

まるでラジオの選局を変えるように、意識を向ける先を変えます。

6. 呼吸音に慣れたら、自分の鼓動や内臓の動く音、体液の流れのようなものも聞こうとしてみてください。

7. しばらくしたら、また外の音を聞きます。

一人で実践する場合は、タイマーをセットしておくといいと思います。音色を変えられるタイマーであれば、やさしい音に設定したほうが集中が途切れず、よりよい瞑想をすることができます。

では、なぜこの瞑想でリラックスと集中が同時にやってくるのかを説明しましょう。

呼吸音を聞こうとしているとき、わたしたちの意識のほとんど全てが、からだに向いていいます。意識がからだに向くと、からだにプラーナと呼ばれる生命エネルギーがたくさん流れます。プラーナが流れると血流がよくなり、筋肉もゆるんで、不必要な緊張を手放すことができます。それでリラックスすることができるのです。また、意図的に意識を集中させますから、集中力も高まります。

リラックスしているのに、集中している状態。これが瞑想のときの理想の状態です。

リラックスなんてただ脱力すればいいだけじゃない？と思われるかもしれません。しかし本当に疲れきってしまって、いわゆるエネルギー不足の状態になると、リラックスさえできなくなってしまうことがあります。

これをノートパソコンにたとえて説明しましょう。電池の残量があまりに少なくなると、ノートパソコンは電源をオフにするしかなくなりますよね。そして、もう一度起動させるためには、最低限の充電をしなくてはいけません。その間は何もできません。つまりエネルギー不足の状態ですね。

これに対してリラックスとは、スリープ状態のまま充電しているようなものです。一見電源オフのように見えますが、いざというときにはすぐに立ち上げることができます。

リラックスしている状態というのは、本当の意味でお休みしている状態、充電時間です。しかし自分自身にエネルギーが足りていないと、スイッチが切れたように休むしかなくなってしまうのです。

内側の音と外側の音を交互に「感じる」ことは、慣れれば環境に左右されずにできるようになります。この瞑想で、いつも十分に充電された、思い通りに動ける状態でいられるようになりましょう。

聴覚2 自分だけのマントラを唱える

マントラという言葉は聞いたことがありますか?

眞言《しんごん》と書いてマントラと読んだりします。身近なところにある眞言として、お寺に奉られている仏様の名前を3回唱える（回数は宗派によって異なります）などがあります。神様の名前を発音することで、それに近づくことができるといわれています。

ヨガで有名なマントラといえば、サンスクリット語の「ガヤトリマントラ」。これは、宇宙に流れる音を人間が理解できるように変換したものといわれています。

眞言もマントラも、神的なものや宇宙的なものと自分をつなぐツールを指します。

最近では言霊といって、言葉にエネルギー（魂）が宿っているという考え方も一般的になってきました。発せられた音に特定の言語的な意味があろうとなかろうと、その音そのものに特徴的なエネルギーがあり、それが周りに影響を与えるといわれています。

先の「ガヤトリマントラ」というマントラは、古代インドの聖典の一つ『リグ・ヴェーダ』に収録されているものです。古来より、音を発することが何らかの影響を与えると考えられていたのです。

ここでは、とても身近な言葉を使った、ちょっと違った角度のマントラを体験していただこうと思います。

その言葉とは、自分の名前。ご自身の名前をマントラのように唱えて、それを自分の耳で聞くというワークです。

これによって得られる効果は、ある1つのことを除いて、皆バラバラです。一人ひとりの自分の捉え方や、そのときの氣持ちや感情といった、こころの状況が違うため、体験する内容が人それぞれ異なるのです。

共通する効果は、自分自身の存在感をより強く感じることができるということ。実際にやってみると、自分のことをこれまでとは違う角度で受け入れることができてくるのです。

1．楽に座って軽く目を閉じます。
2．少しの間呼吸に意識を向けましょう。
3．自分の名前を一息一音、声に出します。
4．それを聞きながら、何を感じるのかに意識を向けていてください。

しばらく続けてみます。
もういいなと思うまでやってみてください。

ペアやグループでやる場合のやり方はこうです。

1. 名前を呼んでもらう人は目を閉じます。
2. ペアの相手や、グループのほかの人は、目を閉じている人の名前を呼んであげます。

グループでやる場合は、声が揃っても揃わなくても構いません。これを数分間、続けます。

初めて体験する方の中には、泣いてしまう方もいます。両親の愛を改めて感じることができた、とか宇宙が自分の味方のように感じたとか、まるで映画のような光景が浮かんできたという方もいらっしゃいます。

名前について面白い話を聞いたことがあります。師が弟子に名前を渡す際、その弟子にとって足りない要素を名前とするのです。そうすると、弟子は師から渡された名前を呼ばれる度に、その足りない要素に意識が向かうのです。

名前は一生をとおして呼ばれるもの。わたしたちの名前は、大抵の場合は親からつけてもらいます。そしてその名前には、こう在ってほしいという願いが籠められているものです。「氏名」は、同じ音である「使命」とも繋がっていて、自分という存在の意味を教えてくれるものではないかと思います。

このワークで、改めて自分の名前を発して聞くことで、自分という存在を「感じて」みましょう。何か新しい氣づきがあるかもしれません。

聴覚3　神様の声を聞こう

神様の声が聞こえる！なんていうと、どんなことをすればいいの??とワクワクするかもしれませんね。神様の声について、こんな言葉があります。

祈りとは　神様へお話しすること
瞑想とは　神様の声を聞くこと

わたしの大好きな言葉です。いろいろな方が言っているので、最初に誰が言い始めたのか、ハッキリとはわかっていません。わたしは瞑想をすすめる理由を、この引用を使って説明したりします。初詣や神社巡りなどで、神様にたくさんお話しているのに、神様の言い分を聞かないなんて、ちょっとアンバランスではないでしょうか?なんていうふうに。

瞑想というとちょっと敷居が高く感じてしまうかもしれませんが、そんな読者の方に、簡単にできる瞑想として、神様の声を聞くというワークをご紹介します。それは無言のワーク。一切自分から話をしないというワークです。

1．周りの人の承諾を得ます。

今回のワークでは、周りの人の協力が必要です。時間を決めて、その間は話しかけられても、自分は声を発しないことを承諾してもらいましょう。

2．普段通りに会話の機会を持ち、相手の話をきちんと聞きます。

会話の際、それについての自分の意見は表明しません。ただ、黙って聞くことに徹してください。必要に応じて、はい、いいえ、などの答えはしていいことにしましょう。そのときも、声は出さずに、うなずくとか首を横にふるなどで表現してください。

お仕事をしている方はなかなか難しいと思いますので、お休みの日の半日とか、帰宅後から次の日の朝までという具合にやってみてください。ワークの時間が長ければ長いほど、自分の感覚の変化の差を感じることができるはずです。


体験してみるとわかると思いますが、話をするということはとてもエネルギーを使います。逆にいうと、話すことはエネルギーを発散するということです。話をしてすっきりするというのはそういうことなのです。

このワークで話すことをしないでいると、最初はちょっと苦しくなります。相手の話を聞くことで内側に生まれる感情を、言葉のエネルギーで外側に発することができないからです。でも、しばらく続けると、自分の内側に生まれた感情を冷静に見ることができるようになります。それと相手の話をとても丁寧に聞くことができるようにもなります。そして、この2つが同時にできると、相手の言葉だけでなく、相手の存在全てを受け入れるようなこころが作られていきます。

この、存在全てを受け入れることを、いつもやっているのが神様です。ということはこのワークをしている最中、自分が神様的感覚になれるということです。

では神様の声とは、いったい何のことでしょうか。

それは、自分の内側から出てくる言葉のこと。存在全てを受け入れたあなたの中で生まれてくる声、それこそが神様の声なのです。瞑想をしていて、いいアイデアや答えが浮かんだというのは、内なる神的創造力とつながって「それ」が聞こえたということでしょう。

瞑想で精神を研ぎ澄ますとか、こころを無にするとかいわれても、なかなかうまくいかないという方も多いと思いますが、ここでご紹介したワークはとても取り組みやすい瞑想ですので、ぜひ試してみてください。

嗅覚 1

音と匂いを感じながら料理をする

わたしは料理に関して、ある特技を持っています。

それは味見をいっさいしなくてもおいしい料理が作れること。


わたしはお肉を食べません。物心つく前から食べたくなかったようで、母がわたしの口にお肉を入れると、決まってべーと吐き出したそうです。物心ついてからも、栄養のことを考える大人になってからも、味や歯ごたえがどうしても好きになれずにいます。

そんなわたしの夫は肉食でした。料理好きの妻としては、作ったものをおいしいと言って食べてもらいたいところ。しかし、肉料理は味見ができません。それにもかかわらず、わたしが作った肉料理はいつも、夫も、夫の友人もおいしいおいしいと言って食べてくれました。

わたしの調理方法は、音と匂いを感じることがカギ。厳密にいうと、五感を総動員させて調理するのです。

それでは、わたしの調理方法をご紹介しましょう。たとえば、ピーマンの油炒めです（わたしの好物なのです）。

1．まず食材をよーく見てみます。

今回であればピーマンです。

色やツヤなどを見ます。そこから硬さや重さを何となく想像しましょう。

2．手に取ります。

硬さや重さなど、想像したものと同じか違っているか、確認します。

3．切ります。

まな板の上にピーマンをのせて、包丁を入れます。

包丁がピーマンに入っていくときのサクっという音や感触、包丁がまな板にトンと当たる音など、しっかりと聞きましょう。同じピーマンでも、時季や種類によって音が違うものです。ちなみに、おすすめのまな板は、本物の木でできたもの。包丁を入れたときの音が全然違いますよ。

4. フライパンに油を入れて熱します。

5. 油が熱くなってきた匂いがしたら、切ったピーマンを入れます。

入れた瞬間の音を聞いて油の温度を確認します（音で油の温度を知るには多少の慣れが必要ですが、やっていくうちにわかるようになります。まずはやってみてくださいね）。

6. ピーマンの匂いが変化したら、注意しながら火を止めます。

匂いの変化を元に調理していきましょう。始めは油の匂いとピーマンの匂いがします。ピーマンの匂いは、青くさい感じから甘い匂いへと変化していきます。

この匂いの変化を逃さないように注意しましょう。

甘い匂いに変化したら、目でも確認しながら火を止めます。どれくらい柔らかくなっているのかの確認です。固さやツヤなどの変化でわかります。

7．このタイミングと「感じた」ときが、そのとき！

余熱で火が入りすぎないように、すぐにお皿に盛りつけます。


なんだか料理本みたいになってしまいましたが（笑）、聴覚や嗅覚を使いながら素材を切ったり炒めたりしていると、まるで素材とお話ししているような氣分になってきます。どのタイミングで何を入れるか、どこで火を強くしたり弱くしたりするか、全て教えてくれるように感じるのです。そのお知らせに沿って手を動かすだけ。素材たちがそれぞれ変化していく過程を見守りながら、手を加えていくのです。すると、全体のハーモニーが自然と整ってきます。

味付けのタイミングは一概にはいえませんが、塩だけなら火を止める前、醤油なら盛りつけた後がおすすめです。佃煮風にしたいなら、青くさい匂いから甘い匂いに変化するところで、タイミングをみて調味液を入れます。

重要なのは、レシピの時間や調味料の分量にしばられず、「感じる」ことに重きを置きながら料理していくこと。すると、味見をしなくても味がわかるようになります。

お肉の選び方について、1つアドバイスがあります。

実は以前は、お肉の匂いだけでも全く駄目でしたが、お肉の質によって匂いが違うということがわかりました。お肉の質とは、その動物がどのような環境で育てられているかということです。

きちんとした環境で育てられて、なおかつ、よい方法で精肉にされたものは、全然匂いが違います。夫が肉を食べていた頃は、お肉についてそのような情報を得て、選んで買っていました。そして、自分で調理しながら音と匂いで確認し、次に買うときのお店やブランド選びに役立てていました。皆さんもお肉を料理するときには確かめてみてください。

嗅覚2 鼻の中を洗うと、空氣も読めるように?!

鼻うがい、鼻洗いについての話をします。

ヨガでは「ネイティ」と呼ばれる伝統的な行法で、だいぶ一般的になってきました。

ヨガでは、呼吸とともに、からだにプラーナというエネルギーを取り入れていきます。そのため、その通り道である鼻孔をきれいにしておくことはとても重要なのです。


朝起きたら、まずは鼻うがいをしてみてください。

鼻うがいをすると、鼻詰まりが解消されることで呼吸しやすくなるだけではなく、頭がとてもすっきりします。ヨガにおける鼻うがいは、単に鼻孔を洗うだけではなく、「第三の目」の部分の浄化にもつながるといわれています。私が滞在したことのあるデンマークのヨガセンターでは、ネイティが毎朝の習慣となっていました。頭の冴えが必要な朝には、まさにぴったりです。

鼻うがいは、外出後の喉のうがいのように、風邪をひきにくくなる効果もあります。特に花粉症のシーズンは、鼻の奥まですっきりと洗うことができます。

それでは、やってみましょう。専用のネイティポットをお持ちでない方は、お茶の急須で代用できます。

急須を代用として選ぶのには理由があります。

・ある程度の塩水が入れられる
・注ぎ口まで少し距離があり、注ぎ口を鼻孔に当てやすい
・傾ける角度で水量が調整できる（手に馴染みやすい）

1．10分以上弱火で沸騰させたお湯に塩を適量入れて、ぬるま湯になるまで待ちます。塩分濃度は生理食塩水が目安です（500㎖に対して4・5g。小さじ1杯程度。0・9％）。

鼻に入れるお湯なので、人肌より少し温かいくらいがいいでしょう。熱すぎるのはもちろんNGですが、冷たいのも人によっては刺激になる場合があります。

10分以上沸騰させるのは、殺菌やトリハロメタンの除去などの効果のためです。井戸水や自然の湧水、雨水は、衛生上の観点からみて危険ですのでおやめください。また、塩分濃度が濃すぎたり薄すぎたりすると、鼻の粘膜を痛めるのでご注意ください。

2. 流しやお風呂場など、水が垂れてもいい場所の上で、顔を右に傾けます。

3. 口を軽く開けましょう。口で呼吸してください。

4. 上になっている左の鼻孔からぬるま湯を注ぎ入れます。

初めはちょっと勇氣がいるかもしれませんが、反対の鼻から出てくるにまかせましょう。鼻づまりがひどい場合や、緊張して鼻から水が出てこない場合には、「あー」と声を出すと出てきやすくなります。

5. 半分ほど注ぎ入れたら、顔の傾きを変えて、反対側も同じようにします。

6．左右両方とも終えたら、フンッフンッと音をたてるように10回ほど鼻から息を強く吐きましょう。

余分な水分を出そうとして鼻を強くかみすぎると、鼻の粘膜を傷つける恐れがあります。プールや海などで鼻に水が入ると、ツンとして痛い感じがしますが、こうして行う鼻うがいは全然痛さを感じません。そのためには、塩加減、お湯の温度加減が重要です。

上手にできるようになったら、鼻から入れて口から出すというのも試してみましょう。これで鼻から喉にかけてもきれいになります。

わたしのお氣に入りのネイティポットは次のイラストのようなカタチをしています。

注ぎ口が長くなっているので、水の出てくるスピードと水量がちょうどいい感じになります。また、印のついているところがちょうど５００㎖で、付属のスプーンで塩を入れると、ちょうどいい塩分濃度になるという優れものです。

これはデンマークのコペンハーゲンのヨガセンターに滞在したときにメインで使われていたものです。その後いろいろなネイティポットを見ましたが、これよりよさそうなものは見つけられませんでした。

鼻うがいが認知されてきて、専用の容器も購入しやすくなってきています。そうしたものを購入すれば、便利で簡単ですが、まず少し試してみたいと思われる方は、お茶の急須で代用してみてください。

鼻うがいを実践するにあたっては、いくつか注意点があります。

鼻うがいに使う水は、鼻の粘膜に直接ふれるので、清潔面にはくれぐれもご注意ください。

また、効果があるからといって、

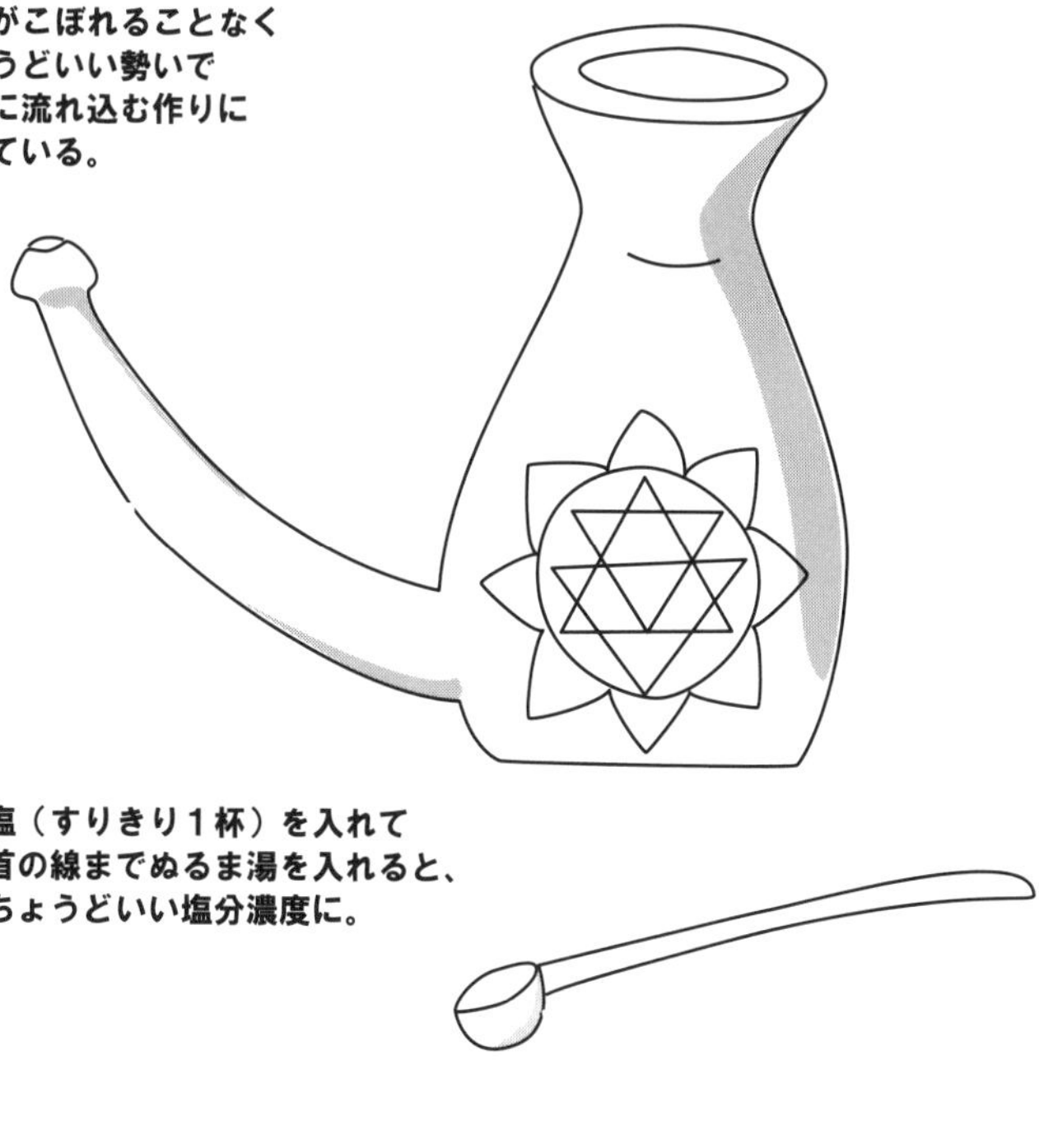
塩水がこぼれることなく
ちょうどいい勢いで
鼻腔に流れ込む作りに
なっている。
塩（すりきり１杯）を入れて
首の線までぬるま湯を入れると、
ちょうどいい塩分濃度に。

日に何度も洗うことは避けましょう。１日に１～２回が適切といわれています。わたしのオススメは、朝起きた後と帰宅後の２度です。就寝前に行うことは避けましょう。

鼻は嗅覚のための器官でもあり、呼吸をするための器官でもあります。外氣は、鼻腔を通ることでゴミが取り除かれ、適度な湿り氣と温度に調節されて、体内の深くまで取り込むことができるようになっています。空氣の通り道である鼻は、生命の通り道ともいえます。

空氣とは「空間の氣」のことです。そこにはあらゆる情報が入っています。鼻腔をきれいに保つことで、空間の氣をきちんと「感じ」られるようになり、まさに「空氣を読む」ことも可能になってきます。それに伴って鼻腔近くの第三の目が浄化されて直観力が高まるともいわれています。

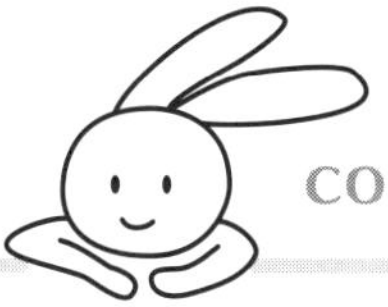

column 2

ビックリするヨガの浄化法

アーユルヴェーダというインドの伝承医学があります。

アーユルヴェーダでは、徹底した浄化法が行われます。からだの中に未消化のものが溜まってしまうことが病氣の原因と考えられていることから、アーユルヴェーダの医療機関では、ハーブやスパイスの摂取、それらを使ったオイルマッサージ、時にはヨガのアーサナなどで、排泄を促すことを療法として行うのです。

個人でもできる浄化法としては、鼻うがいのほか、胃を洗うこと、腸を洗うことがあります。

胃を洗うことは、朝起きてすぐに行います。やり方はとってもカンタン。塩水のぬるま湯を飲み込んで、吐き出します。これだけです。

一度飲み込んだものを吐くのはちょっと辛いですが、夜のうちに胃の中は空っぽになっていますから、出てくるものは塩水だけで、それほど苦しくありません。これも鼻うがいと同様に、風邪をひきそうなときにすると、とてもいいです。

腸を洗うことは、年に1、2回くらいで充分といわれています。前の日から少食にして腸の中のものを少なくしておくと楽です。

こちらもやり方はシンプルです。大量に塩水を飲んで、ある動きをします。これを何セットか繰り返すと、塩水が排泄され始めます。飲んでは動いてトイレへ行くことを続けて、出てくるものが透明になるまで行います。

きれいな透明になったら、口から肛門までを塩水で洗ったということになります。腸の詰まり具合や長さなど、個人差がありますので、どれくらいかかるかは人それぞれです。半日から一日くらいの時間をみておくといいかと思います。

腸洗浄は、わたしもやってみるまでは、そんなところ洗うってどうなんだろう?と半信半疑でしたが、実際に体験してみると、見え方や聞こえ方など五感が変化しました。

初めて実践したのは、ノルウェイの森の中に住んでいる友人を訪ねたときでした。

洗浄を終えて、食事の時間になるまでの間、外を見ていると、白樺の葉がさらさら揺れている中にキラキラと光る葉のオーラのようなものを見ることができました。生命の力をはっきりと感じることができた、強烈な体験でした。

ご興味ある方は、経験のある方について一度体験されるといいのではないかなと思います。わたしも、やってみたいという生徒さんを集めて体験会をやりました。すっきりと短時間で終わる方もいれば、時間がかかる方もいましたが、終わると皆、口を揃えてスッキリしました！と目を輝かせていました。

腸を浄化することで、からだが変わり、感性が変わる、ということを体験できます。

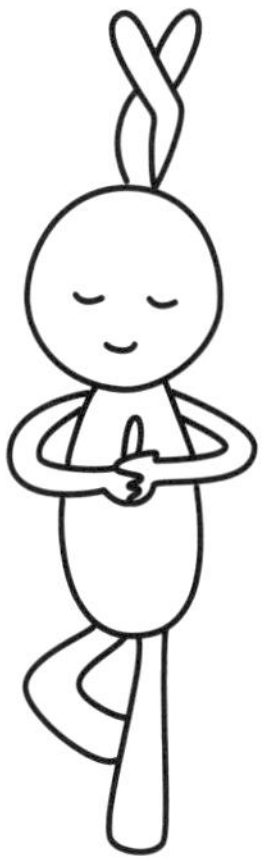

嗅覚3 香りを使った呼吸瞑想で、プラーナを感じよう

香りを使った瞑想というのがあります。ヨガを始めたばかりの方、これから始めようという初心者の方にはやってみてほしいなと思う瞑想です。

ここまで何度も出てきていますが、ヨガでは、空間にプラーナという生命エネルギーがあるといわれています。そしてそれに関わる行法はプラーナヤーマと呼ばれています。

プラーナヤーマは、日本語では呼吸法や調氣法などと訳されていますが、本来の意味からすると、エネルギーのコントロール方法と考えるのがよいのではないかと思います。

でも、突然、プラーナを感じてみてください、コントロールしてください、と言われてもチンプンカンプンですよね。

そこでこの瞑想の登場です。ヨガ経験者の方でも、プラーナってよくわからないなーという方はぜひやってみてください。

1. 好きなエッセンシャルオイルをお湯の入ったカップに垂らし、目の前に置きます。
2. 安心して安定できるように座り、目を閉じます。
床の上でも椅子を使っても構いません。
椅子を使う場合は、両足裏が床にきちんと置ける高さにしてください。
3. 軽く息を吐きます。
4. お尻の穴を軽く閉めましょう。
5. 鼻から息を吸い込みます。
香りとともにプラーナ（エネルギー）が鼻から入ってくるのを感じます。

6. 自分の体が水差しだと想像します。

7. からだの下の方からプラーナを溜めていきます。

8. 喉の下までたっぷりと入ったら、一度顎を軽く胸に引きつけて軽く息を止めます。

その間に60兆個のからだの細胞に香りつきのプラーナが届けられるのをイメージします。

9. 顎やお尻をゆるめて、口から細い糸を出すように吐き出します。

そのときその息の中に、今の自分に不必要なものが含まれているとイメージします。

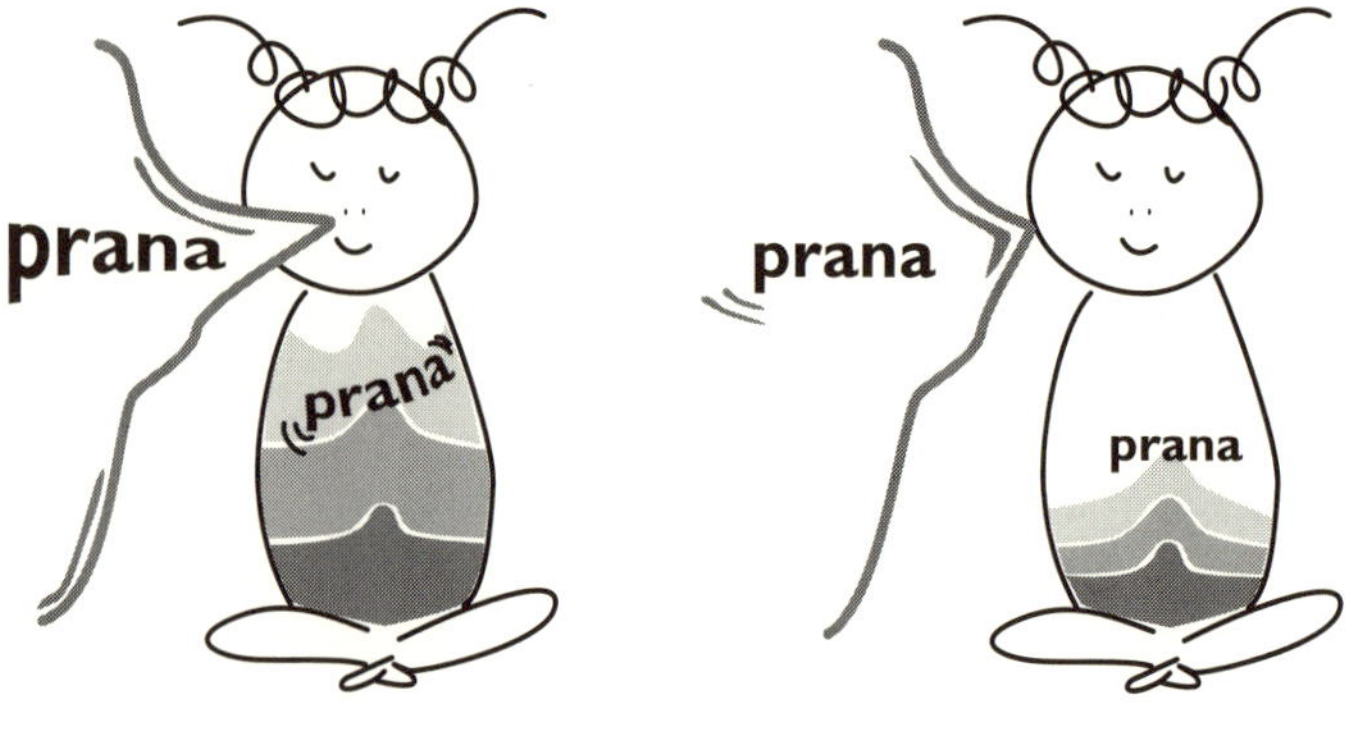

10. 数分間これを繰り返します。

瞑想を終えて、からだの内側ではどんな感じがするでしょうか。プラーナを感じることはできましたか?

この瞑想で香りを使うのは、単なるリラックスのためだけではありません。水にインクを垂らすことで水の流れが視覚的にわかるように、空氣に香りをつけることで、呼氣・吸氣が嗅覚的にわかり、意識を集中しやすくなるのです。

そして、プラーナを取り込んだり、出したりという、いつもとは違う感覚をイメージしやすくするためでもあります。イメージがうまくできることは、実践するうえでの大きな手助けになりますから。

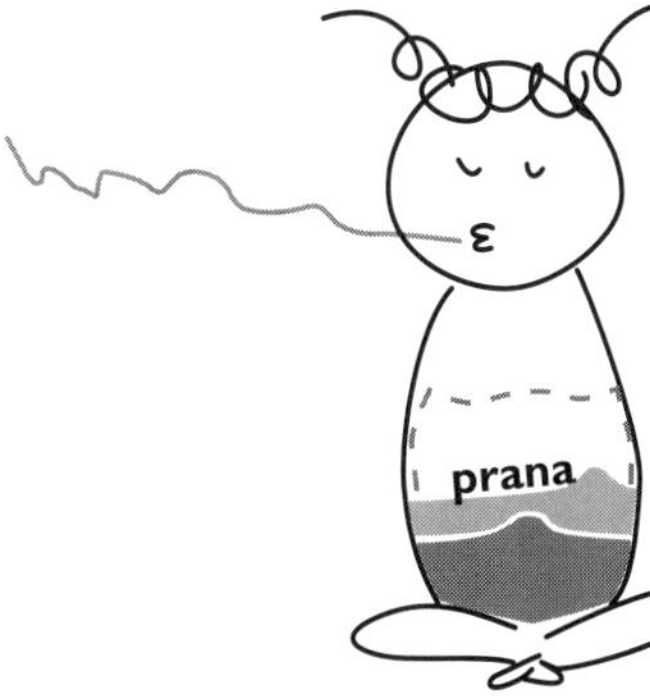

プラーナを感じる感覚は人によって違います。ジンジン、ジリジリするという人もいれば、

くすぐったいような静電氣のような感覚という人もします。熱いという人もいれば、ひんやりするという人もいます。

何が正しいというのはありません。もしかしたら、その体験は想像や妄想かもしれないと思われるかもしれません。実際にはあり得ないものだと、ご自身を疑うかもしれません。

けれど、瞑想をしているときに体験、体感したものが、今現在のあなたの正解となります。今現在の、というのは、同じ香りで同じ時間帯に同じことを行ったとしても、自分の体調や状況などによって感じ方が全く違ってくることがあるからです。もちろん、別の香りを使ったり、時間帯が違ったり、座る場所が違ったりすれば、感じ方も変わるのは明らかです。そのときに実際に感じた感覚、体験を大切にしてください。

ここで、1つ注意していただきたいことがあります。

新しい感覚やとても印象的な体験をしたときに陥りやすいのですが、次の回にその体験を再現しようという氣持ちが働いてしまうことがあります。この氣持ちがあると、つい過去の印象的な感覚や体験と比較してしまい、そのときの新しい感覚や体験を見過ごしてしまいかねません。

感覚や体験の記憶は時間とともに作りかえられやすく、より印象的になっていきます。どうかそれにとらわれてしまわないように、毎回ニュートラルな氣持ちで実践することを意識してください。

実際、やる度に新しい体験をするはずです。なぜなら、同じ状態・条件でやることは二度とないからです。いつでも初めてという氣持ちを持って、新しく鮮明な感覚を感じることができるように自分を育てていきましょう。

味覚1 食べ方を変えるだけで、自然なダイエット?!

食べても食べても、まだ食べたくなってしまうものってありませんか?

「いつもチョコレートを食べちゃうのー」

「おせんべいに目がなーい」

これが「たまに」「ときどき」ではなく、「いつも」なら、それはクセになってしまっているかもしれません。こんな、やたらと食べてしまうクセを解消するための方法をご紹介したいと思います。

それは、食べて「きちんと満足」をすること。

とりあえず、とか、少しだけ、と言いながら食べ続けてしまうのは、からだがそのときに必要としているものを、きちんと取り入れていないからなのかもしれません。

自分のからだが何を必要としているのかを見極めるために、いくつかの例を出して考えてみましょう。

たとえばチョコレート。チョコレートが食べたいと感じるとき、チョコレートのどの要素に惹かれるのでしょうか。甘いこと！と答えるなら、甘ければほかのものでもいいわけですよね。たとえばお饅頭やショートケーキでは？　いえいえ、わたしはカカオの苦み、というのであれば、苦くて甘い焦がしたキャラメルはどうでしょうか。

こんなふうに、自分がどうしてそれを食べたいと感じるのか、味の要素を細かく探っていくと、なぜそれが食べたいのか、という理由がだんだんとわかってきます。

これはお菓子だけでなく、食事についても同じように考えることができます。

たとえば今日のランチはどういった基準で選びましたか？　安かったから、であれば、安いほかのものでもよかったわけです。それでもそれを選択したのには、安い以外にほかにも理由があったはずです。

たとえば、麺類を食べたかったから、であれば、うどん、そば、スパゲッティ、ビーフンなどいろいろとある中で、どうしてその選択をしたのでしょうか？　歯ごたえや、味や匂いなど、その麺を選択したのには必ず理由があります。ここでも、なぜ、それを選んだのか、どんな味を食べたかったのか、理由を探ってみましょう。

また、もしあなたが野菜不足だから野菜が食べたいなー、と思ったとしたら、それは野菜はからだにいいから、という判断なのでしょうか。それとも、純粋に野菜のみずみずしさを欲しているのでしょうか。

そして、あなたが純粋に野菜が食べたいのだと感じたのなら、今度はどんな野菜を欲しているかを感じてみます。野菜にもいろいろありますから、どんな要素が欲しいのかを明確にしてみましょう。歯ごたえはどんな感じですか？　シャリシャリ、パキパキ、がりがり、ねっとり。それから、どんな色に惹かれていますか？　こうやって、多角的に今の自分のからだが欲しているものを探っていきます。

最初はすぐに思い浮かばなくても、だんだんと要求を明確にしていくことで、具体的にわかってきます。1つの野菜でなくても、複数の野菜でその欲求が満たされることもあるはずです。

この3つの例を自分で試してみると、自分のからだが今必要と感じているものが、だいたいわかってきます。それがわかったら、その要素が含まれるものを食べればいいわけです。

もし自分が食べたいものが明確にならないなら、食事をしないという選択もあります。本当にお腹を空かせて初めて、自分が何が食べたいのかをしっかり感じることができるようになります。

さあ、それではやってみましょう！と言いたいところですが、実はこれは一朝一夕でできるようになるわけではありません。普段から丁寧に味わって食べるということが大切になってきます。なぜなら、どの食材がどんな味で、どんな感覚をもたらすのかがわからなければ、どんなものを欲しているのかもわからないからです。ここでも、自分のからだに与える影響とその感覚を知ることが大切です。

それでは、日々の積み重ねの第一歩として、丁寧に味わって食べるということをしてみましょう。

１．口に入れるのは、１つの食材だけにします。

目を閉じて、その食べ物の匂い、舌触り、噛み心地などをきちんと味わいます。

2. 口に入れた瞬間と、噛んでいる間の味の変化をちゃんと意識しましょう。

3. 飲み込む過程も意識的にフォローしましょう。

わたしたちは食べ物を噛みながら舌を上顎に押しつけて、のどへと送っていきます。決してゴックンと飲み込んだりはしません。ゴックンと飲み込んでいる方は、よく噛んでいない可能性があります。氣をつけて自分を観察してみてください。

4. 飲み込む過程を意識できるようになると、食べ物が胃の中に入っていく感覚もわかるようになります。これが本当の意味で腑に落ちる、消化して自分に吸収するということです。

自分のからだや意識にきちんとお伺いを立てて、丁寧に食べるということをしていると、自分のからだがそのときに必要な食べ物がわかるようになってきます。そして、からだは自分が食べた物からできている、ということが、体感を伴った実感としてわかるようになります。

このようにして丁寧に食べることができると、今までとは違う「満足感」を得ることができるようになります。からだにとって必要な食べ物を食べることで、からだは初めて「満足する」のです。

さらに、この食べ方にはもう一つすごい特典があります。それは、本当に「満足」するので、余計なものを食べなくなるということです。よく「ヨガをするとやせますか？」と質問されますが、わたしは「その人のもって産まれた本来の体つきになります」とお答えしています。必要なものを必要なだけ食べていれば不自然に太ってしまうことはありません。

感じる力を五感に分けてお話していますが、実は全てが大きな一つへと結びついています。それは自分という存在です。感じることは、自分なくしては始まりません。味覚を通じて、自分を形成していく。そんなふうに捉えていただくと、しっかりと「感じる」ことで自分が変化していく、その理由もわかるのではないかと思います。

column 3

わたしはこうやってスイーツ中毒から抜け出しました

今その手に持っているスイーツ！　こころの底から本当にウキウキワクワクしながら食べていますか？　それとも、何となく言い訳をしたり、どこかで罪悪感を持ったりしていませんか？

女性は体型を氣にして、食べることに何かしらの罪悪感を持ってしまう傾向があるのではないかと思います。実際に以前のわたしがそうでした。

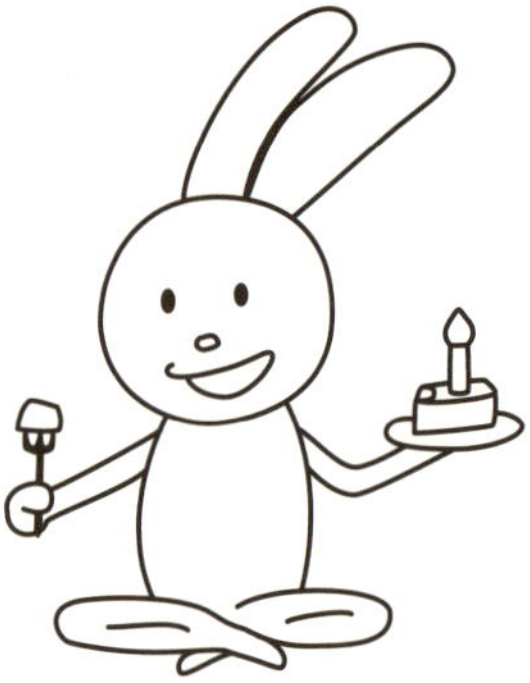

しかしヨガを始めてから、日常的に自分のからだの状態とこころの状態を観察するようになりました。その一環として、どんな食べ物が自分のからだの感覚やこころに影響を与えているのか知りたくて、食べ物日誌をつけていました。すると、食べている最中の感覚にも自然と注意深くなります。
そしてある日、大好きなスイーツを食べている間、うっすらと罪悪感を持っていることに氣づいたのです。我ながら衝撃を受けました。大好きなのに、こころの底

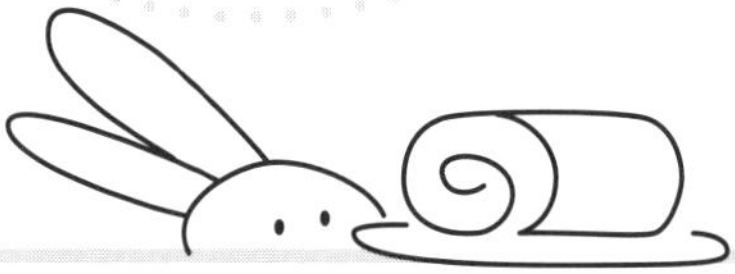

から味わってない!!

その頃のわたしは、自分のからだに聞きながら食べるという感覚がまだなかったので、知識で食べ物を選んでいました。そのときのわたしの知識では、スイーツはあまり食べないほうがいい、ということになっていました。そのせいか、わたしなりにスイーツをおいしく味わっていたはずなのですが、根底には「これは本当は食べないほうがいいものなんだよねー」という罪悪感があったのです。

この罪悪感のせいで、スイーツによる満足感は薄れてしまっていたようです。本来なら、食べて、満足して、しばらくは食べなくても大丈夫なはず……。でも食べ終わってもすぐにまた食べたいと感じてしまっていました。わたしはそれを自分はスイーツに目がないのだと勘違いしていたのです。しかし実は、無意識の中に罪悪感が隠れていたために十分な満足感を得られなかっただけでした。

このことに氣づいてから、食べるときは潔く、罪悪感を持たず十二分に満喫して食べるようにしてみました。そうしたら、満足度がアップしたおかげで、以前よりも、食べたい!と思う頻度が低くなったのです。

これは甘いものに限った話ではありません。からだに負担になるかなと思うような食べ物でも、どうしても食べたいときは食べていいのです。その食べ物は、あなたにこころの栄養、こころの満足をもたらしてくれます。丁寧に、その食べ物がどんな感覚を自分にもたらすのかに注意を払い、いただきましょう。

そのときには罪悪感を持たないように意識することも大切です。わたしも今は甘いものをおいしくいただいています。

味覚2　食べる瞑想

次は、食べる瞑想をお伝えします。

「味覚1」でお伝えした「丁寧に食べること」は、何を食べたいのか、食べたらどうなるのか、という自分の内側を感じながら食べることでした。

これに対して「食べる瞑想」は、食べ物そのものに対して、つまり自分の外側に意識を開いていきます。こうやっていろいろと細かく感じ取っていくと、食事って実はすごいことなんじゃないか！と驚かれるかもしれません。

今回は、日本人のソウルフードのご飯でやってみましょう。

1. ご飯を目の前に置きます。
2. まず、このご飯がやってくるまでの植物としての物語を想像していきます。

お米がどうやってできるかを想像しましょう。

土と水の田んぼをイメージします。その田んぼに稲が植えられました。太陽や雨風を受けて、稲がすくすくと育っていきます。稲が黄金色の穂をつけた頃、刈り取られて、天日に干されます。

脱穀されることで、稲穂からお米一粒一粒に分かれていきます。一つひとつの籾《もみ》から、硬い籾殻が剥かれて、玄米となります。さらに、玄米から茶色い糠《ぬか》の部分が削られて白いお米となりました。

3. このご飯がやってくるまでに関わる人や物の物語を想像していきます。

土があり、水があり、太陽がありました。そこに合いの手を入れるように、農家の方々が農業をしています。それから、脱穀や精米に携わる方、運送業者の方がいます。販売される方もいるでしょう。それだけの力がお米の一粒一粒に込められているということです。

4. お米がご飯になるまでの物語も想像します。

お米を研ぎ、水を計量して、ご飯を炊きます。誰がどういう思いで炊いたものか、想像してみます。

5. 目の前の炊きあがったご飯に目を戻し、目と鼻でいただきます。

色やつやの具合をつぶさに観察し、匂いや湯氣の温度を感じ取ります。

6. お茶碗から、お箸で一口分だけ取り分けて、まず手に伝わる感触だけをいただきます

このときにお箸に伝わるお米の柔らかさ、質感などを感じます。

7. そして、ようやく食べます。ゆっくりと口のほうへと運びましょう。

グルメ番組のように、口に入ってくるまでの間も大切に感じてください。

8．ご飯が口の中に入ってから、噛まずに丁寧に観察します。

最初に口の中に入ったとき、温度、鼻に抜ける匂いなど、さっき外側から感じていたのとはまた少し違う感じがするのではないでしょうか。舌触りや、舌の上にのっている状態での味はどうでしょうか。

9．1回噛んでみましょう。

歯ごたえはあまり感じられないかもしれませんが、お米の中に歯が入り込む様子もモニターするように観察してみてください。

10．1回、さらに1回と噛み、観察を続けます。

噛み続けていくうちに味に変化が出てきます。口腔内での質感も変化していきます。唾液が混じってくるので、もしかしたら、最初よりも体積が増えたように感じるかもしれません。噛んでいるうちに自然に食道に送られて飲み込まれていくでしょう。

11．口腔内からご飯がなくなった後も観察を続けます。

全て飲み込んだら、お米が胃に到達したのを感じてみます。

このご飯を通じて、あなたは様々なエネルギーを取り入れました。太陽と土で稲という植物が育ち、ご飯になるまでのエネルギーです。しばらくの間、一口のご飯のエネルギーを自分の中に取り込んだ感覚を味わいましょう。

これが食べる瞑想です。ここまで時間をかけて一口のご飯を食べることは、なかなかないのではないでしょうか。

「味覚1」の「丁寧に食べること」は日常生活でやっていただけることですが、この「食べる瞑想」はじっくりと時間をかける必要があるので、瞑想のバリエーションの一つとしてやってみるといいかなと思います。

わたしはこの瞑想を最初に干しぶどうで行いました。そして何度も何度も繰り返していくうちに、あるとき、一粒の干しぶどうでからだが熱くなりました。この一粒の干しブドウに携わった一度も会ったこともない方たちの力と、太陽と大地のエネルギーを存分に内包した、たった一粒の干しぶどうがとても大きなエネルギーとなってわたしの中に入ってきました。ありがたい氣持ちでいっぱいになって、涙が自然と流れました。食事前の「いただきます」という言葉の意味が本当にわかったように思いました。

味覚、すなわち食べることに意識を向けることは、この3次元の世界での自分の存在や在り方に直接関わることです。自分が食べているものを、瞑想的に感じてみることは、見えないものに思いを馳せ、想像すること。人間は、感じることを高めていくことで、意識を開拓することができます。そして、その意識を通じて、物質以外のものも受け取ることができるようになるのです。

味覚3　舌をゆるませて、呼吸をもっとおいしく味わおう

味覚を感じるために欠かせない器官、舌。

この舌は食べるとき以外にも、かなり重要な存在だということはご存知ですか？　この項では、重要な器官である舌を感じてみましょう。

舌のはたらきについて、知ってほしいことがあります。

赤ちゃんが母乳を飲むとき、どのようにして飲んでいるかご存じですか？

母乳を吸う、といいますが、実は吸っているのではありません。舌と上顎の間に乳首をはさんで乳を押し出して飲んでいます。

口腔の構造ができあがってからも、同じようにして食べ物を喉へと送ります。食べ物は、舌と上顎の間にまとまっていて、それらを噛みながら粥状にしていきます。それが舌と上顎の間の圧によって、食道へと送られていくのです。

この舌の力が、実はとても大切です。お年寄りの嚥下《えんげ》困難も、顎の筋肉が衰えて噛むこと自

体が難しくなるというのもありますが、それと同時に、舌の力の衰えも原因となっています。

そうです。舌は筋肉の塊なのです。そのため、ほかの筋肉と同じように老化もしますし、動かさないでいるとどんどん動かしにくくなっていきます。

舌に限ったことではありませんが、よい筋肉とは、何もしていないときは脱力していて、仕事をするときには速やかに力を入れることができる筋肉です。オンとオフの切り替えがスムーズに行える筋肉ともいえます。ということは、普段は舌を脱力させていて、必要に応じてしっかりと力を入れる、その切り替えがスムーズにできることが大切です。とはいっても、舌を脱力させる、力を入れるといわれてもピンとこない方もいるかもしれませんね。

それでは舌という筋肉のオンオフの切り替えを試してみましょう。

ヨガにはライオンのポーズというのがあります。このポーズの本来の形は、顔だけではなくからだも使うのですが、ここでは舌だけに特化してやってみます。

1．軽く目を閉じます。

2. 口の中を広々させるイメージをしましょう。奥歯を噛みしめないで、上の奥歯と下の奥歯の間にスペースをあけます。そして自然な呼吸を数回します。

3. 一度息を深く吸い込みます。

4. 息を吐くときに舌をべーと思いっきり出します。からだの中にある空氣全て吐ききるまで、舌を出したままにします。

5. からだがプルプルするくらいまで吐ききったら、息を吸いながら舌を口の中へ戻します。

6. そのまま数呼吸してお休みします。

7. 舌の出し入れを伴う大きな呼吸を2、3回繰り返します。

8. 繰り返した後、口の中の状態を観察しましょう。

舌が前よりもゆるんでいる感じがしませんか？

呼吸はどうでしょうか。

実は、舌がゆるむと、顎や首まわりがゆるみやすくなります。そして舌の根元から繋がっているからだの内側の筋肉もゆるみやすくなります。わかりやすい例としては、横隔膜がゆるむので自然と呼吸が深くなります。

唾液の量はどうですか。

唾液は、ヨガではアムリタと呼ばれる不老の飲み物とされています。実際、唾液には若返りホルモンともいわれる成長ホルモンの一種、パロチンが耳下腺から分泌される唾液に含まれます。25歳頃から分泌量が減るといわれるパロチンですが、よく噛むことで分泌されやすくなります。また、大きく舌を出すと、顎や奥歯の緊張もほぐれるため、パロチンが分泌されやすくなります。

唾液の効果はそれだけでなく、消化を手助けしたり、虫歯を予防したりする効果もあり、口腔内の浄化・洗浄・抗菌に役立ちます。

その唾液をもっと多く分泌させるための、舌をゆるませる方法をもう一つお伝えしましょう。舌を大きくべーと出すライオンのポーズでは、実践する場所や時間を選びますからね。次のように声に出して、舌や唾液を観察してみましょう。

おいしいものを口に入れたときに思わず出てしまう一声。

「あー（おいしい！）」

疲れたなーと思うときに出されたお茶を飲んで一声。

「あー」

温泉のお湯に肩までつかって、思わず出てしまうその一声。

「あー」

このような瞬間、舌は緊張をほどいて、そのおいしさや心地よさを全力で味わおうとします。力みを手放して十分にリラックスし、唾液もたくさん出てきます。

どうですか？　うまく唾液が出て、舌がゆるみましたか？

おいしいと思った瞬間や、温泉の氣持ちよさを、うまく想像できればできるほどうまくいきます。

この魔法のような一声だけでも、自然と呼吸が深くなります。先にも書いたように、舌がゆるむと筋肉がゆるみます。それは、緊張がほどけることも意味します。ですから、緊張している場面や疲れているときに、あえてこのご褒美のような一声を発して深い呼吸をしてみましょう。からだがすっと楽になるはずです。

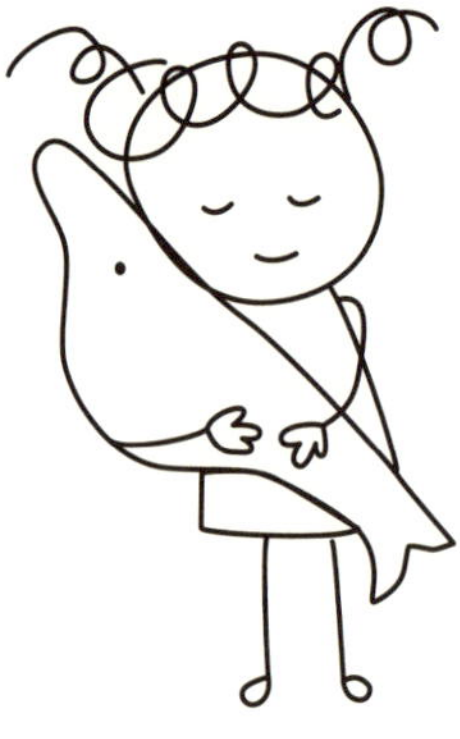

column 4

無塩食でからだの声を聞く

人類にとって、絶対に欠かせない調味料をご存じですか？

それは塩。

体内のバランスをとるために必須の要素として広く知られていますが、それに全く相反するような食事の方法があります。

それが無塩食。

読んで字のごとく、塩を使わない食事のことです。

必須な要素なのに、なぜ塩を使わない食事をする必要があるのでしょうか？

実際に無塩食を試してみるとわかるのですが、不思議と自分にとって不必要な食べものが食べられなくなってしまいます。塩には、胃液の分泌を促進させるはたらきがありますので、塩をとらないと胃液の分泌が抑えられるため、不必要な食べ物が入ってきても積極的に消化しようとしなくなるのです。そのため、不必要なものは、食べておいしいと感じず、唾液が出にくくなり、食欲がわかなくなるのです。反対に、必要な食べ物は、おいしいと感じて唾液が出やすくなり、食欲がわいてきます。胃液も分泌され、消化吸収することができます。

自分のからだにとって、今どの食べ物が必要なのか、不必要なのかがわからないという方がいらっしゃいます。すると、からだが欲している食べ物をとることができず、不調の原因になりがちです。ですので、無塩食でからだに必要なものを食べるという感覚を味わってみることは、とても有意義なことだと思います。

今はもうなくなってしまったのですが、三島にあった沖ヨガ道場では、3泊4日の無塩食の合宿セミナーが開催されていました。沖ヨガも料理も好きなわたしは、そこにお手伝いとして何度か参加させてもらったことがあります。

主催講師の國清拡史先生は、次のような見解を持って指導していました。

からだは、食べたものの中で消化吸収しきれない余剰なものを、塩と一緒に体内に蓄積しようとします。それはわたしたち人類が飢餓との闘いの中で身につけてきた、からだの知恵です。食べるものがなくなってしまったとき、体内から塩と蓄積したものを溶かしだし、栄養素として使おうとするのです。
現代のわたしたちは飢餓からほど遠い生活になっていますが、からだの機能は昔のままで、食べすぎると、余剰なものが蓄積される一方です。

そこで無塩食の出番です。
一時的に無塩食にすると、必須要素である塩が入ってこないので、からだは飢餓状態になったと勘違いし、からだの中に備蓄している古塩を溶かして使い始めます。そのとき、備蓄されていたものも一緒に血中に溶け出てくるのです。それを消化吸収するために、場合によっては排出するために、たくさんのミネラルや酵素が必要になります。そのときにおいしいと感じるものは今からだに必要なもので、おいしいと感じないものは今からだに必要ないものということです。また、おいしいと感じられるものでも、パタリと食べる氣がしなくなる瞬間があります。それは、からだの中で必要なミネラルや酵素が足りた瞬間です。この瞬間は体験してみないとちょっと想像できないかもしれませんね。

無塩食は、自宅でも安全に簡単にできる方法があります。

1日だけでいいので、こんな感じで無塩食を試してみましょう。

1. まず、炭水化物は食べないでください。
2. 動物性のもの、海藻、材料に塩分が入っているものも避けるようにします。
3. 食べたいと思える野菜や果物を中心とします。

こうした野菜や果物には、溶けだした未消化のものを、消化、解毒するのに有益なミネラルが含まれています。

4. 喉がかわいていると感じなくても、水分はこまめにしっかりと取ります。

おいしいと感じられれば、コーヒーや紅茶、ほうじ茶や水など何でもいいです。100%のオレンジジュースかリンゴジュースも排泄に効果的なのでよいでしょう。

オレンジジュースとリンゴジュースの差はとても面白く、過去に何をたくさん食べていたかで、どちらがおいしく感じられるのか、全く違います。一口飲んでみておいしく感じられるものを飲んでください。人によっては、レモンを足したくなったり、味のしない炭酸を加えたり、温めたりするとさらにおいしく飲めたりします。

たった1日無塩食をやってみるだけでも、効果が現れる方はストンと体重が落ちたりします。それは蓄積していたものが排泄されたり再利用されたりするからです。わかりやすくいうと、冷蔵庫の中を整理整頓してきれいにしたようなものですね。

ただ、注意してほしいことがあります。肉や卵など動物性タンパク質を多く摂っていた方は、頭痛や吐き氣などを起こす場合があります。これは、古塩や一緒にとけ出てきたものの消化・吸収・排泄が間に合わなくなり、それら不要物を処理する臓器の肝臓がオーバーワークになってしまうためです。そのため、何か違和感を感じたら、我慢して続けずに、通常通りの塩分が含まれた食事に戻してください。

また、調子がよくても、長くは続けないでください。無理がないのは1日か2日くらいです。詳しくは無塩食友の会へお問い合わせください。

無塩食友の会：http://muenshoku.web.fc2.com/

触覚1 「はらう」だけで疲れはとれる

わたしのヨガのクラスでは必ずといっていいほど始めにやることがあります。

それは足をもみほぐすこと。

ご存知のように足の裏には、全身に対応するツボや反射区があります。そのため、足の裏をもみほぐすだけで、全身を使った軽い準備運動をしたような効果があり、これによってヨガによる怪我が少なくなるなどの効果も期待できるのです。


じっくりと足の裏をもみほぐす時間をとれないときには、もう少し簡単なことをします。

それは手の平で、サッサッとホコリをはらうように触れていくこと。

やってみるとわかりますが、たったこれだけで血流がよくなるのがわかります。とても簡単ですが、実はこっちのほうが効果があるかもしれません。

それでは、この「はらう」ということをしてみましょう。

1．まず目を閉じて両方の脚の感じをみてみましょう。

何かする前の感覚も知っておかないと、その効果や違いがわかりませんからね。もし何もわからなかったら、それはそれで構いません。何もわからない、ということを知ってください。少なくとも30秒は観察しようと試みます。

2．ももから足先に向かって、手のひらで軽くサッサッとホコリをはらうようにします。

ももの内側・外側、すねの内側・外側、足の甲、足の裏と順番にまんべんなくはらっていきます。このとき、決して息は止めないようにしましょう。どちらかというと吐く息を意識してください。

3．1分くらい続けた後、目を閉じて左右の脚の感覚を比べてみましょう。

多くの人がサッサッとはらったほうの脚が温かくなったり、軽く感じたりするかと思います。

人によっては、脚の長さが長くなったりもします。

これは「意識の向けたところプラーナが流れる」ためです。プラーナとは、生命エネルギーのこと。手で軽く触れただけでも、わたしたちの意識はそこにいきます。なので、プラーナが流れ、血流がよくなったということなのです。

せっかくなので、反対側の脚もサッサッとはらっておきましょう。


この「はらう」を夜寝る前にやると、脚の疲れが簡単にとれます。血流がよくなることで、体内の循環がよりスムーズになるからです。また、夜中や明け方に脚がつりやすい方は、寝る前に丁寧にやってから寝ると、つりにくくなります。


よく神社などで「穢《けが》れを祓《はら》う」という言い方をしますね。この穢《けが》れをいわゆる汚《よご》れのようなものだと思っている方もいらっしゃるかもしれません。ですが、穢《けが》れの語源は、「氣枯れ」ともいわれます。すなわち氣（エネルギー）が枯れた状態を「けがれ」と呼んだのです。それを祓《はら》うことによって、元の状態に戻す意味がありました。

そう考えると、サッサッとはらうことによって、からだの氣を本来の状態に戻すことができ、疲れがとれたりするのも納得がいきますよね。

とても簡単な「はらう」ですが、1つだけ重要なことがあります。

それは、はらっている手と、はらわれている脚を、きちんと意識するということです。テレビを見ながら、またはスマホ片手にでは、あまり意識することはできませんよね。

自分のからだときちんと向き合い、愛情を持って接することが「感じる」ために大切です。

触覚2　瞑想するように顔を洗う

意識を向けるだけで、からだに様々な変化が現れるということが、だんだんとわかってきたと思います。そこで、瞑想のように意識を向けながら顔を洗う、洗眼瞑想をご紹介します。

しみやしわ、くすみなど、年齢だからしかたないとあきらめていませんか？　それは完全に間違いです。老化現象といわれるお肌の問題は、毎日の汚れを落としきれていないことが主な原因なのです。そのため、角質と呼ばれる死んだ細胞をきちんと落としてあげることが重要です。

このときに大切なのが、クレンジング。

何はともあれ、ひとまず瞑想的にクレンジング洗顔をしてみましょう。クレンジング剤は普段使っているもので構いません（クレンジング剤によってはすぐに洗い流したほうがよいものもありますので、必ずご確認ください）。

1．クレンジング剤をティースプーン1杯程度、手に取ります。

2．それをおでこ、両方の頬、顎、鼻の頭の5カ所に分けてのせます。

3．ほおづえをつくようにして両手を頬に当てます。

4．500円玉くらいの円を描くように外側に向かってクルクルとします。

このとき、親指以外の4本の指の第2関節までが常に肌から離れないようにします。力を入れず、小鳥を撫でるようにやさしくゆっくりと行いましょう。

5．触られている顔の感覚、触っている指の感覚、この両方を同時に感じようとしてください。

触られている頬が氣持ちいいなーと感じる力の加減をみながら、そしてその感じをずっと維持し続けてみましょう。

顔や手は、からだの中でも触覚の感度が高い部分です。そのため、両方の感覚をしっかり感じようとすることで、「感じる」ことを最大限に体験できます。

6．頬だけでなく、おでこや鼻などを同じような加減でゆっくりと撫でるようにして少しずつ移動していきます。

これはただの洗顔ではなく、「洗顔瞑想」です。「感じる」ことを意識しながら、10分くらいかけて行います。

7．その後、クレンジングを落とし、泡を使った洗顔をして完了です。

実はわたしには、洗顔の師匠がいます。洗顔に師匠?!と驚かれたでしょうか。銀座で洗顔専門のサロン「米澤式健顔」を開かれている米澤房昭先生です。

この洗顔に出逢ったときの驚きは今でも忘れられません。初めて体験したとき、わたしの肌ってこんなに柔らかったっけ?白かったっけ??と鏡を見つめてしまいました。

米澤先生曰く、「洗顔とは、不要なものを全部落とすこと」。

これを聞いたときに、もっと衝撃を受けました。自分ではないものを手放すことで、本当の自分自身になるということは、ヨガ哲学と同じだからです。その衝撃のままに先生のところに通って勉強させていただきました。そして、この洗顔方法を伝えてもいいという許可をいただきました。


詳しくは先生の著書を読んでいただくとして、ここでは要点のみをお伝えします。肌にいらなくなったものを日々の洗顔できちんと取り去ることができれば、70歳でも80歳でも、きれいな肌になれます。つまり、しみやしわ、くすみの肌の三大悩みは、なんと洗顔だけで解消されるというのです。

その証拠に、この洗顔方法で洗った後は、化粧水だけでほぼ十分です。なぜならば、肌に負担をかけず丁寧に洗うことで、自らの潤う力が出てくるからです。リッチなクリームやオイルはいらなくなります（自らの力を活性化させるという意味で、とてもヨガ的ですよね）。

表面的には普通の洗顔と大差ないように思えるこの洗顔瞑想ですが、感じることをしながら行うことで、自分で自分を大切に扱うという行為にもなります。それは自分を「感じる」と同時に「慈しむ」ということです。自分を慈しむことができない人は、他人を慈しむこともできません。

手と顔、同時に「感じる」ことを大切にするこの洗顔瞑想は、自分の顔だけでなく感性も磨き、さらにこころもきれいにしてしまう方法なのです。

肌のトラブル（しみ・しわ・くすみ）を解決する為には米澤式健顔のクレンジング剤を使う必要があり、違う商品で行った場合、違う結果もしくは肌の状態が悪くなってしまう場合がありますので、くれぐれもご注意ください。

参考：『米澤先生に聞く、肌のホントのことウソのこと55』（米澤房昭著、ハースト婦人画報社）
『大丈夫、あなたの肌は必ず変わる。』（米澤房昭著、宝島社）

触覚3 床に寝て、地球の愛を感じよう

床の上で横になってみましょう。

「えっ、床の上なんて硬くて無理無理！　畳ですら痛いのに」

と思ったあなたは、いつも緊張が抜けないタイプかもしれません。

余分な緊張がなければ、床の上で寝ることは簡単にできます。理想は、からだが柔らかい砂袋のようなイメージ。どういうことかというと、硬い床の上でもデコボコの椅子の上でも、抵抗なく地面や床に添えるような、柔軟性のある感じです。

＊寝るための準備

1．ヨガマットか厚手のバスタオルをひき、その上に毛布一枚くらいをひきます。

2．ただマットの上に横になります。

3．首がなんとなく居心地の悪い方は、枕替わりに折り畳んだタオルを頭の下にひいてみてください。

＊寝てみた後

1. からだが今何を感じているのか、聞いてみましょう。

時々、「何も感じません」と言う方がいますが、本当に何も感じていないのでしょうか。もしも何も感じないと思ったら、からだのどこで重さを最も感じられるかを探してみてください。たとえばお尻に最も重さを感じる、お尻が重いな、と思ったとします。そうしたら、左右の違いを比べてみてください。右側と左側は、同じくらいの重さですか？　それとも違いがありますか？　その微妙な違いを探ってみることが、「感じる」ということに繋がってきます。

2. からだと床が触れ合っている部分を感じてみてください。

どこがどのくらい触れているか、できるだけ細かく感じてみましょう。細かく感じるためには、触れている面積の広さや重さの違いなどを感じてみるとわかりやすいでしょう。

3．あまり触れていない部分や、触れているか浮いているか、という部分も同じように感じてみましょう。

このときは、左右の違いや、どの程度浮いているのかなどを感じるようにします。

4．3が終わったら、2を新しい氣持ちでもう一度やってみます。

もう一度2を繰り返す理由としては、最初と比べてからだの状態が変化していることが多いからです。からだの声を聞くように観察をすることで、からだの余分な力みが自然とほどけていきます。すると床に触れる面積が多くなっています。

では、どうしてこのように床に寝て感じることで、力みがほどけていくのでしょうか。

「意識を向けたところプラーナが流れる」。もうお馴染みですね。

からだと床が触れ合っている部分に意識を向けて、そこを感じようとしているとき、その部分にプラーナがより流れるということです。

プラーナが流れると血流がよくなります。そして、血流がよくなると、筋肉がゆるみます。筋肉がゆるむことで、余分な力みがほどけて、床に触れるからだの面積が広くなるというわけなのです。

からだが床に触れる面積が広くなると、重さを感じやすくなります。人によっては、からだが床に沈み込んでいくように感じることもあります。

たとえば赤ちゃんを抱いているとき、赤ちゃんが起きていても寝ていても体重は変わらないのに、重さが違うように感じませんか。実は赤ちゃんが寝ているときには、しっかりゆるんでいるので重くなるのです。

ゆるんでいるということは、きちんと重力を受け取れる状態ということ。しかし大人になると、眠っているときでも緊張を手放すことが難しくなります。つまり、きちんとゆるむことができなくなります。だから、重力をきちんと感じることができないのです。

重力は地球の愛です。

重力がなければ、わたしたちは即刻、宇宙へ放り出されてしまいます。地球の愛（重力）なしには、わたしたちは一瞬たりとも生きることはできません。それは、胎児がへその緒をとおして母から愛情と栄養をもらって育つのと似ています。母なる地球からの愛をしっかりと受けとるには、受け取るための器を整えておく必要があります。ですから、緊張を手放すことができない人は、地球の愛（重力）をきちんと感じることができず、元氣がなくなり病氣がちになってしまうでしょう。

床に寝て、緊張を手放し、地球の愛をきちんと感じられるからだになりましょう。地球の愛を感じられるあなたのからだは、どんどん健やかになっていきます。

column 5

シャバーサナ（死体のポーズ）の大切さ

ヨガをする上でこれだけは欠かせないというポーズがあります。さらにいえば、わたしが最も難しいと考えるポーズでもあります。「触覚3」の床に寝るというワークも、このポーズを応用したものです。

そのポーズとは、シャバーサナ。

シャバーサナは、一般的に死体のポーズと訳されていますが、「アーサナ」という言葉には「存在する」という意味があるので、シャバーサナは「死体として存在する」と、その意味をとることができます。

けれど本質的には、これはわたしたちが一般的に考える、動きのない固定された「死」ではなく、「生」そのものを体験するポーズなのです。そのことを理解するために、生と死、こころとからだについて考えていきましょう。

まず、死体として存在するとは、どういうことでしょうか？　それは「死体のように、からだとこころを手放す」ということです。つまり、故意にからだを動かさないし、こころも考えたり思いを巡らせたりしないということです。

「手放す」ためには、まず自分が所有しているという自覚が必要です。自覚していないものは手放すことができません。ですから「死体のように、からだとこころを手放す」ためには、ほかのポーズや呼吸、瞑想などをとおして、自分のからだとこころをきちんと感じて「自分という存在」を意識することが大切です。


からだを自覚するときに大切なのは、地球の愛である重力を十分に感じること。

こころを自覚するときに大切なのは、自分のこころが無意識を含めてどんな要素で成り立っているのかを知ること。


クラスの最後にシャバーサナを行うのにも意味があります。

からだを通じて地球の愛である重力を十分に感じていると、ふっとからだが軽くなることがあります。それが、からだを手放せた瞬間です。

そして自分の中に湧き上がる日常の思考を眺めるように観察していると、湧き上がるものが徐々になくなってきます。それがこころを手放した状態です。

こうやってからだとこころを手放すことができると、わたしたちは意識だけの存在になります。そのとき意識は、無（空、自然、愛、神など、呼び方は好きなもので）

へと還ることができるのです。
まさに本当の死と同じでしょ。

実際のからだは生きていて、呼吸をしています。そして、呼吸はプラーナという生命エネルギーの流れです。だから、呼吸だけをしているからだは、生命《いのち》そのものになるのです。

10分間のシャバーサナが夜の8時間の睡眠に匹敵するとか、それ以上の疲労回復に効果があるとか、治癒力が格段にアップするなどといわれる所以はここにあります。どこにも何も負担がない状態で、細胞一つひとつがのびのびと生命力に浸ることができるのです。

シャバーサナとは
からだを大地に戻し
エゴ（こころ）を手放して、神へと還ること

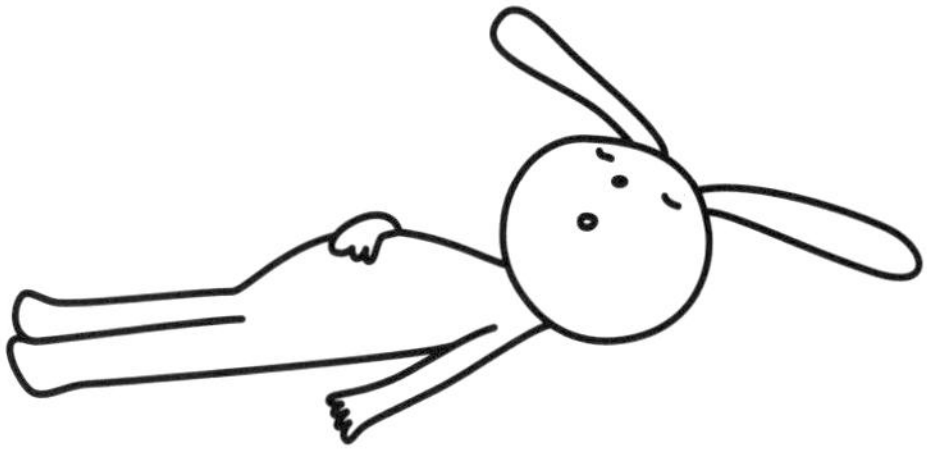

これこそがシャバーサナの意味だとわたしは思います。

シャバーサナは死体のポーズという名前ですが、本当は生命そのものを体験するポーズ、または、生命の循環の一部である死を体験して新しく生まれ変わるポーズなのです。こうして、ヨガのクラスを終えるごとに生まれ変われるということです。

第3章

こころの感覚

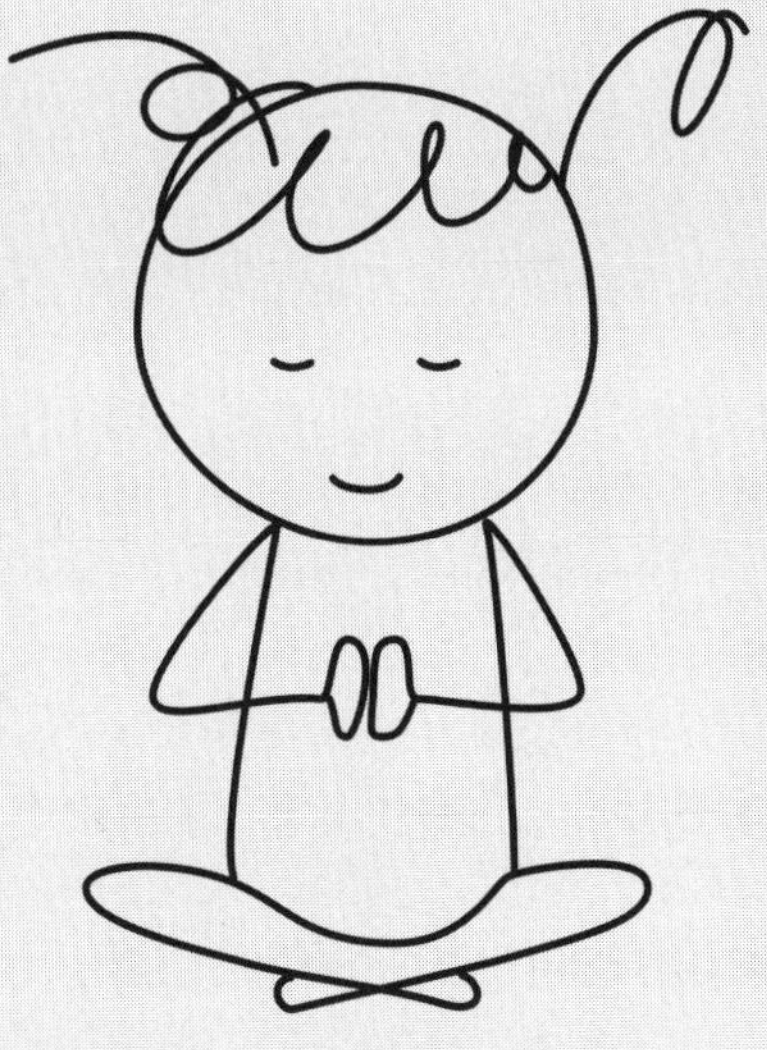

前章では五感を磨くということについてお伝えしました。五感を磨くとは、それぞれの感覚を通じて感じていることを、きちんと受け入れましょうねということです。つまり、感覚を意識するということです。

感覚を磨く、つまり感覚の感度を上げるには、まずそのセンサー自体がどういうはたらきをしているかを知らなければなりません。そして、感じたことを自分がどのように処理して対応しているかを知ることが、こころのはたらきです。

たとえば電車の中で赤ちゃんの泣き声が聞こえたとき、うるさいと感じる場合もあれば、懐かしいと感じる場合もあるかもしれません。あるいは、それが電車の中ではなく、病院だったらどうでしょうか。聞いている音が同じでも、感じ方やとらえ方はそれぞれの過去の経験や現在の状態に左右されますよね。

第2章のワークで感度を上げたら、あとはその磨かれた感覚器官で受け取った刺激に自分のこころがどう反応しているのかを見つめていただきます。

第1章で説明した馬車の話は覚えていますか？

あの馬車では、それぞれの感覚を五頭の馬としていましたね。そして、その馬をつなげている手綱が、意識やこころの存在だと説明しました。馬に御者の指令を伝え、馬の動きを御者に伝える手綱とは、五感につながっているもの、すなわちこころであり顕在意識です。顕在意識やこころは、一見、わたしたちが動かしているように見えますが、その大元には潜在意識があるのです。ですので、潜在意識の存在にまで視点を拡げて、自分を捉えられるようにしていきましょう。

「こころの観察」で無意識が変わる!

普段、電車やバスで移動されている方に質問です。その時間はどのように過ごしていますか？　電車やバスに乗っている間はできることが限られますから、スマホでネットサーフィンやゲーム、動画視聴をしているという方も多いのではないかと思います。

その時間をもっと有意義に使いたいという方に、ぜひおススメしたいことがあります。その時間を、自分の内なる成長に向けて使ってみませんか？

やることは、ずばり「こころの観察」です。

実は、からだを動かすことに制限があるときこそ、こころの観察にはもってこいなのです。観察という言葉は、もしかしたら、小学校の理科のときの観察日記くらいしか馴染みが無いかもしれませんね。たとえば、観察日記はこのように書きます。

○月△日
今日、アサガオの芽が土から出てきました。

状況をそのまま、ありのまま記録することが観察日記の基本です。「こころの観察」もこのように状況の説明を淡々としていきます。車内で書くのは大変ですので、頭の中で日記を書くように実況中継してみましょう。

たとえば、今、隣に座っている髪の長い女子の鞄が私の左脇に当たっていて、わたしのこころはちょっとイライラしている。

昨日の仕事で先輩に注意されたことを思い出して、また悲しい氣持ちになっている、わたしの今のこころ。

こころの観察日記をしてないと、２つの例はきっとこのように展開していくでしょう。

隣の子の鞄が脇に当たってるなー。イライラ、イライラ。イヤな感じ。ちょっとずらしてくれればいいのに、氣づかないのかな。鈍感。

昨日の先輩ったら、いくらなんでもあんな言い方をしなくても充分に伝わるのに。あーなんで、思い出しちゃうんだろう。思い出すだけで、また悲しくなってきた。

この違いはわかりますか？　こころの観察をするのとしないのとでは、感情（こころ）と自分との距離感が全く違います。観察をしていないと、感情と自分の意識が一体になってしまっています。感情に呑まれているという言い方もできますね。女の子の鞄の例では、イライラというこころが自分の全てになってしまっていますし、先輩からの一言の例では、悲しいこころが自分の全てになってしまっています。

このときの状態をわかりやすく書くと、こうなります。

イライラ、悲しみ＝わたし

でも本当は、イライラや悲しみがわたしそのものになってしまうわけではありません。わたしの一部が、イライラしたり悲しんだりしているだけです。

もう少し詳しく説明しましょう。こころの観察をしていると、「観察している視点」と「観察されている対象」の2つに分かれますよね。これは、こころの一部である感情の状態を、ニュートラルなもう一つのわたしが、少し離れたところから観察しているのです。

この少し離れたところから観察している存在が、無意識の領域に埋没してしまっていた「本当の自分」（眞我）という存在です。

このようにして自分のこころの動きを観察していると、自分の考え方や感じ方の癖が自然とわかってきます。どんな事にどんな反応をしてしまうのか、グルグルと同じところを回ってしまう思考の悪循環にも氣づけるようになります。このような反応や思考の悪循環は、実は無意識が勝手に選択しているものなのです。

ここで最初の馬車のたとえ話を思い出してみましょう。

「感覚器官」の馬、「こころ」や「意識」の手綱、そしてそれを握っていた御者である「無意識」。

こころの観察とは、御者（無意識）のいいなりになって手綱を任せてしまっている様子を観察するということなのです。


そうすると、1つ安心できることがあります。

すぐにイライラしてしまうのは、あなたのこころが狭いからではありません。御者（無意識）に手綱を任せてしまい、「本当の自分」（眞我）がコントロールを奪われているからなのだとわかります。心配性とか怒りっぽいといった特徴も、実は本当の自分ではなく、御者のキャラクターかもしれないのです。

「自分という馬車」の御者の様子を観察することは、無意識の領域に少しずつ光を当てて、意識化していくということです。御者も決してわからずやではありませんから、ゆっくりじっくり諭して、変えていけばいいだけのことです。


電車やバスでの移動時間は、自分のこころに向き合う絶好のチャンス。通勤や通学の時間を利用して、朝一から感情に振り回されないようにすると、その1日がより有意義に過ごせるようになりますよ。

「集中」と「開放」で瞑想の質を高めよう

本書を読み進めていくうちに、ヨガとは、ただからだを動かすエクササイズではなく、こころの動かし方や意識の扱い方であるということがおわかりになってきたかと思います。

前項では、無意識という御者を観察しました。本項もテーマとしては同じ観察ですが、先の「こころの観察」では周囲の環境に対して自分がどう反応するかを観察しました。それに対して今回は、自分のこころの動きそのものに対して生じる反応を観察していきます。

この観察とは、実は瞑想のことです。ここでは瞑想について少し解説しましょう。

最近、脚光を浴びてきた瞑想。

瞑想には大きく分けて2つの瞑想があります。便宜的に、この本では「集中瞑想」と「開放瞑想」と呼ぶことにします。これらを写眞のたとえで説明してみましょう。

集中瞑想とは、ある対象に意識を集中させ続ける瞑想です。写眞でいえば、クッキリと写したいものに焦点を当てて、そのほかをぼかすようにします。絞りを使って被写体の一つにフォーカスしていきます。

開放瞑想とは、今起こっていることをありのままに観るという瞑想です。集合写眞のようにほとんど全てのものが写るようにします。レンズを開放にして、ほとんど全てのものにフォーカスしていきます。

集中瞑想とは、ある対象に意識を集中させ続ける方法です。

瞑想的なことを実践すると一度は通る道があります。いざ瞑想を始めよう！と思って準備を整え、静かなところに座ってじっとします。その途端、今までなかった勢いで、内側からどんどん雑多な考えが浮かんでくるのです。消そうと思っても消える氣配がなく、もう瞑想どころではないというような状態です。または、座って目を閉じた途端に眠くなってしまい、起きているのか眠っているのかもわからなくなります。

目が覚めているとき、いつもわたしたちの意識は何かしらに向かっています。しかし、瞑想をしようとして意識の向かう先がなくなると、意識はその状態にすぐに飽きてしまいます。そして、むかし自分で埋めたものを探し出す犬のように、対象物は何かないかと自分の内側を探し始めます。それもできないと、陽だまりの猫のように、からだの反応として眠くなります。瞑想すると眠ってしまうという方は、何にも意識を向けないという状態に慣れていないのです。

集中瞑想では、意識を集中させるための的を用いて、そこから意識が離れないようにします。たとえば、ろうそくの火を見つめたり、マントラを唱えてその音を聞いたり、多くの場合、視覚や聴覚を使った意識の的が用いられます。

これが上手くできるようになると集中力がつきます。ただ、この集中瞑想ばかりしていると、集中する対象がないと瞑想ができなくなってしまうことがあります。

一方、開放瞑想とは、今起こっていることをありのままに観るという瞑想です。マインドフルネスやヴィパッサナとよばれる瞑想もこれに入ると思います。

先述した、電車でもできる「こころの観察日記」瞑想は、この2つを組み合わせた瞑想です。人によって得手不得手がありますが、実は、どちらかに偏ることなく、この2つの種類をバランスよく練習するといいのです。

それでは、自宅で一人で瞑想を深めるための、下準備的な瞑想をお伝えしましょう。5分から始められる、集中瞑想と開放瞑想のワークです。

1. 邪魔が入らない、安心できる場所を選びます。

2. 無理のない自然な座り方をしましょう。
瞑想の間は、からだをなるべく動かさないようにします。

3. まず呼吸に意識を向けましょう。
コントロールしない自然な呼吸を続け、少しの間、その呼吸を眺めるように観察します。

4．呼吸のリズムがなんとなく馴染んできたなと感じたら、息を吸ったり吐いたりする様子をブランコのようにイメージしてみます。
息を吸うときはブランコが前に向かって動いています。
息を吐くときはブランコが後ろに向かって動いています。

5．しばらくしたら、吸う息と吐く息の間もちゃんと意識します。ブランコが前に、後ろにと、向かう先が切り替わる、ふわりと宙に浮いたような瞬間のところです。

6．吐く息と吸う息の間も、同じように意識します。

7．しばらく呼吸のブランコ瞑想をしたところで、ブランコのイメージをポンと手放し、今、自分が何を感じているのかに意識を向けます。
からだの感覚を感じているかもしれませんし、こころの何か感情のようなものを感じているかもしれません。その時々で全く違った体験になるはずです。

８．５分たったら、一度ため息をつくように口から息を吐き出して、全てを手放して終了します。

自分に意識を向ける切り替えのタイミングと、５分間の終わりがわかるように、タイマーをセットしておくと便利かもしれません。慣れてきたら、時間を少しずつ長くしていきましょう。そのうちに30分があっという間に感じられるようになります。

瞑想をする場合に勧めたいことが1つあります。

それは、瞑想日誌をつけること。

文字にして残しておくことで、自分をより客観的に顧みることができます。もちろん、文字に残せないことがあったとしても構いません。すでに述べたように、1回1回の瞑想の体験は、その都度違っていてよく、どれも正しいものです。比較するものでもありません。残した記録から何かを思い起こすことが、氣づきを深めていくことになります。

不安を軽くして、自分を進化させる方法

一番大きなこころの問題といえば、それは「不安」ではないでしょうか？　不安は、誰でも抱えているものです。なので、不安があるからといって、不安にならずに安心してくださいね。

もしその不安が軽くなったり、全く氣にならなくなる簡単な方法があったら知りたくはありませんか？

その前に、なぜ不安が発生するのかを考えてみましょう。

わたしたちがこの世界で初めて体験するのは、何不自由のないお母さんのお腹の中です。そして、ある期間過ごした後、そこから切り離されて、この世界に生まれ、個人として社会生活を送ります。しかし無意識の深い部分では、本当に安心できるところへ戻りたいと望む部分があるのです。

スピリチュアル的には、わたしたちは元々、大霊という大きな大きな存在でした。そこから

分御霊《わけみたま》となって、それぞれのからだに宿っています。からだに宿った魂は、三次元の世界を経験して、再び大霊へ戻っていきます。なぜなら、三次元の経験を積むことが大霊の目的の一つでもあると知っているからです。

輪廻や生まれ変わりを考えるなら、大霊へ還ることと、子宮に戻ることとは同じ意味だとわかります。いずれも何不自由のない世界にいたときと比較すれば、今のわたしたちの存在そのものが、安定からはかけ離れた不安定な存在です。不安感を持つのは当然かもしれません。

誰でも不安を抱えているということを、少し角度を変えて説明してみました。不安に対する見方が変わりませんか？　とはいっても、やっぱり不安、という方に向けてさらに一歩進めましょう。

不安の問題点は、恐怖を生み出すこと。そして恐怖は、そのときの状況やその人の考え方の癖によって、怒りや悲観、放棄へと変化していきます。様々なやっかいな感情の大元の一つは「不安」なのです。

ここで注意していただきたいのは、「不安」はやっかいな感情ではありますが、ただ忌むべきものではないということです。こういった感情も成長のためには大切です。ただし、扱い方に一定の配慮が必要ということなのです。

ここで1つ考えてみてほしいことがあります。

最近ひどく怒ったのはいつですか？　それはなぜでしたか？　思い出してみてください。

たとえば、何か自分の思いどおりにならないことがあって、怒りを感じたとします。そのとき、自分の予想と違ったことで、この先どうなるかわからず、不安を感じたのではないでしょうか。

誰かと会話していて、自分のことを受け入れてもらえないと感じたときにも、怒りが湧き出てくることがあります。相手に受け入れてもらえることは安心できることであり、それは一つになることと似ています。そのため、受け入れてもらえないと感じると、安心感への道が閉ざされ、不安感がより大きくなってしまいます。

また、誰かを無視したくなったとき。そのときの状況を思い返すと、相手との関わり合いの中で何か不安を感じる要素はなかったでしょうか。その相手に関わることで、自分の世界観が崩されるのではないか、望まない方向にいってしまうのではないか、と不安になります。そこで無意識のうちに、自分が相手を受け入れないことで安定をはかろうとしている可能性があります。

こんな具合に自分にとって消化しにくい感情、たとえば悲観や放棄などを洗い直してみて、その根底に何らかの「不安」が隠れていないかどうか検証してみましょう。

そして自分が「不安」を抱いていることがわかったら、ここから対処が始まります。あまりにシンプルなので、拍子抜けするかもしれません。けれど、とても大切なことですので、実践してみてください。

「わたしは今、○○という不安を抱えています」と、声に出して何回か言ってみる。

そんな簡単なこと！と思いましたか？

しかし興味深いことに、声に出して、その声を自分の耳で聞くと、あっという間にその不安が消えてしまうのです。今自分の内側で抱えている不安を、自分の今の眞実として発言して、それを耳でも聞くとき、自分の深いところで、今の自分を受け入れることになります。自分を受け入れることは、同時に自分を許すことでもあるので、感情に敏感な人は、自然と涙が流れたりします。多くの場合は、自分では氣づかないような微細な変化ですが、内面ではしっかりと変化が起きています。

こうして存在を認められた不安は、もう恐怖をや強い怒りを生み出す必要がなくなります。1、2回でなくなる場合もありますが、根強い不安感の場合は、繰り返し行っていくことで、徐々に解けていきます。

ここまで書くと、不安はないに越したことがないと思われてしまうかもしれませんが、不安はもともと必要なものだったのだと思います。大昔、未知のものに対して不安や恐怖を感じずにどんどん進んでいったら、補食されてしまったかもしれない世界から、わたしたちの先祖は生き延びてきたのです。ただ、かつては生命を存続させるために必要だったリミッターが、現代では自分のこころを縛る枷《かせ》になってしまっているのかなと思います。

人間の面白いところは、臨機応変に対応できるところ。太古には必要だったものを、現代のわたしたちは必要に応じて解き放っていくことが、自分で自分を進化させるための第一歩なのだと思います。

第4章

他人軸ではなく自分軸

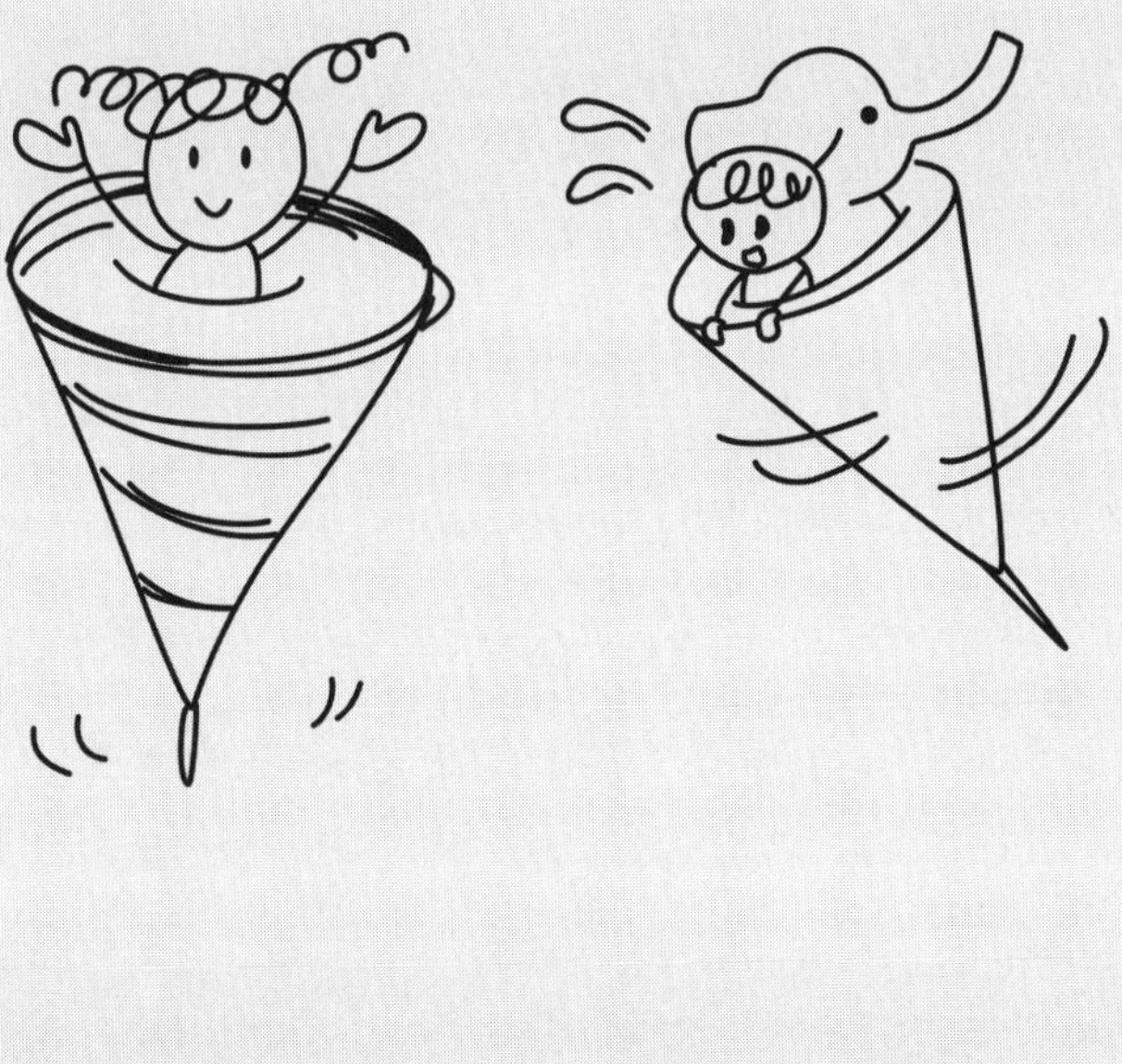

これまで2章、3章といろいろなワークを通じて五感やこころを「感じる」ということを体験していただきました。全ては、この章でお伝えする「自分軸」というものをしっかりと立ててほしいからなのです。この「自分軸」がわかってくると、いつでもどこでも、何をしていても、自然体の自分でいることができます。これこそ、毎日を楽しく生き生きと過ごすことができる秘訣です。それは、わたしがこの本で最も伝えたいことでもあります。

では、「自分軸」について知るために、それと対になる「他人軸」について知るところから始めましょう。

わたしたちは社会において、様々な役割を持って生活しています。たとえば子どものお母さんとして、夫のパートナーとして、または会社の中での一人として、などです。こうした役割を果たしながら生活しているうちに、いつのまにか窮屈さや対処しにくい感情が生まれてきます。それは、他人の要望に応えているうちに、それが自分の望みであるかのように勘違いしてしまうからなのです。

誰かの要望の延長線にいるあなたは、あなたであってあなたではありません。このような「他人軸」で生活していると、自分のことがよくわからなくなり、「自分軸」を持つことができなくなってしまいます。「自分軸」で生きられるようになるには、自分自身についてよくわかることが重要です。自分のことをよくわかるようになったら、自分ではないものをただ手放せばいいだけなのですから。

次項から、具体例を交えながら説明していきます。自分の生活に当てはめながら読んでいただくと、氣づくことがたくさんあるのではないかと思います。

何氣ない日常が他人軸になっていた?!

「なんだか家事をしていると、時々悲しくて涙が出てきます」

「なぜ、わたしだけが料理をしなくてはいけないのかと思うと、本当に悲しくなるのです」

家事をこなすことについて抵抗のある方、かなり多いですよね。共働きで小さいお子さんがいると、なおさらです。

今回は、こんなふうに家事や自分の仕事（会社の仕事に限らず）に何かしら抵抗を感じている方に知ってほしいお話をしていきます。

こういう方に、まずわたしはこう聞いてみます。

「旦那さんがいっさい家事を手伝ってくれない方なのですか？」

すると、意外な答えが返ってきます。

「いいえ、言えばなんでも快く手伝ってくれます」

それなのに彼女は泣きたくなってしまう。この氣持ちはどこからくるのでしょうか。

「女性が家事をしなくてはならない、というようなことを両親から言われたことはありますか？」

「それはないと思います。記憶にありません」

「ではあなたはどうして、自分ばかり家事をしなくてはと思ってしまっているのでしょうか。あなただけでやりなさいと言われたことがありますか」

「いいえ」

この本を読んでいるあなたの場合はどうですか？　家事や仕事について、あなただけでやりなさいと言われたことがありますか？

「誰もあなたに、家事をしなさいと言ってないのですよね」

「はい」

「自分」の意見として、女性が家事をするものだと自然に「感じて」いるなら、「どうしてわたしがしなくてはならないの？」と泣きたくなるようなことはないはずです。

「親ではなくて、ご親戚の方に言われたことはありませんか？」

ここまできて、彼女はようやく思い出しました。はっきりと言われたわけではないけれど、男性は外で働き、女性は家のことをやるという空氣を、親族の集まる席の中でなんとなく感じていたということを。具体的な言葉になっていなくても、それを物語るような雰囲氣の中で育っていたのです。

その考え方をすんなりと受け入れることができていれば、全然問題はありません。でも、彼女は違いました。泣き出したくなるくらい家事がいやだと感じていて、そんな自分を責めていました。周りの女性たちが当然のようにやっていることを、いやだと思う自分がおかしいと感じていたのです。

第三者の立場から見ると、彼女が他人の価値観に合わせようとして、つらくなっているのがよくわかると思います。でも、自分がその立場となると、なかなか氣づけないものです。たとえ氣づいても、無意識のうちに自分の感覚や意志を殺してしまいます。それは本当に小さい頃から刷り込まれてきてしまったからです。

ただ、誤解をしていただきたくないのは、刷り込みが悪いのではないということ。刷り込みは、見方を変えると、文化の継承でもあります。このようにして、物事の仕組みや流れが代々引き継がれていきます。ただ、それが自分の価値観とは違っているかもしれないという視点がないと、大人になってもずっと居心地の悪い思いをしてしまうのです。

こうして彼女は、他人の価値観を無理矢理、自分に当てはめようとしていた、すなわち他人軸で生きてきたことに氣づくことができました。

他人軸であることに氣づくと、その考え方や生き方を手放すことができるようになります。なぜなら、それは自分自身でもなく、自分の考えでもないからです。思考は、持ち物と同じように、切り替えたり手放したりすることができます。

そこで彼女は、家事を女性である自分がやらなければならないという、思考を手放しました。手放したあと、彼女の日常はどう変化したでしょうか。

やらなければならないという強制的な感覚がなくなったことで、彼女の中では無理してやる必要がなくなりました。そして、なんと！　家事をすることが楽しくなってきたのです！　泣きたいほどのイヤだと感じていたお弁当づくりさえも、からだによくて、おいしいものを食べてもらうための楽しい作業に変わったのです。

外から見たらやっていることは何も変わっていません。以前も今も、家族のために家事をするお母さんです。でも、それを他人軸でやっているか、自分軸でやっているかという内側の意識の違いで、こんなにも変わるものなのです。

これはとてもわかりやすい一例です。もしあなたが何かの行動に対して居心地の悪さを感じてしまう場合、そして、その理由が具体的にはあまりよくわからない場合は、他人軸で行動しているのではないかと疑ってみましょう。そうしていくと、他人軸で行動している感じと自分軸で行動している感じの違いがだんだんとわかるようになっていきます。

今回の例でいえば、彼女が泣きたくなるほど悲しくなってしまった原因は、親や親族の価値観に無自覚にしばられていたことでした。こんなにも簡単に他人軸で生きてしまうことがあるのです。

もちろん、一概に親の影響が悪いといえるものでもありません。その価値観が、ぴったり自分の価値観と合致する場合もあります。その場合には、他人軸が自然と自分軸になっているということです。

あなたの「他人軸」度を知る

前項でお話ししたように、自分の中にある窮屈な感情に氣づくことができれば、自分の中の

「他人軸」に氣づいて手放していくことができます。

しかし、そうした感情はないけれど、実は「自分軸」が欠落している、ということがあります。

たとえば、何をやっても長続きしないとお悩みのあなた。自分は意志が弱いからとか、忘れっぽいのだと思っていませんか？　そして、どうして続かないかもよくわからず、自己嫌悪に陥ったり、自分に自信が持てなかったりしていませんか？

実はこれも「自分軸」がないために、こうなっている可能性があります。

わたしたちが物事を受け止めるとき、その反応の仕方には2種類あります。一つは、意識しなくても自動的に反応する（＝受動的に感じる）、もう一つは、自分で選んで反応する（＝主体的に感じる）です。

物事の受け止め方が、受動的か、主体的かによって、その先の行動や結果は大きく変わってきます。カギになるのは、主体的に感じているかどうかです。第2、3章のワークには、主体的に感じるための下準備のような効果も含まれていました。

それでは、長続きしないケースをいくつかみていきましょう。あなたの長続きしないケースはどれかに当てはまりますか？

例として、日記を毎日つけると決めた場合をイメージしてください。

2週間続けた後――

1. たまたま1日だけつけるのを忘れてしまった。そうしたら、もうやる氣がなくなっちゃった。

2. 日記をつけること自体は忘れなかったけど、書くことも思い浮かばないし、なんとなく面倒になってやめちゃった。

3. 忘れずに続けていたけれど、どうも面白味を見出せない。で、結局はやめてしまった。

それぞれ問題点と解決後の姿を指摘していきますね。

1の場合。2週間も続けていると、それが特別なことではなくなります。すると、あまり考えなくても惰性だけで続けることができてしまいます。もしこれが「主体的に感じる」ことができていたら、やることを忘れてしまっても、また新たな氣持ちで続けていくことができます。

２の場合。なんとなく面倒だと感じるにもかかわらず、その理由を探ろうとしていないのが問題点です。わかろうとしない、一歩踏み出さない、これも受動的な反応です。

もしこれが「主体的に感じる」ことができていたら、面倒だと感じるところを見つめて、日記を続ける意味と、面倒さを解消する方法を考えて、今の自分にとっての最善を選ぶことができます。

３の場合。面白味を見出せないにもかかわらず、その理由や解決方法を探ろうとしていないのが問題点です。とはいえ、自分でやめることを選択しているのであれば、「受動的に感じている」度合いは低いといえます。ですから、自分に合うものは続けやすいといえます。

もし「主体的に感じる」ことができていたら、自分にとってもっと面白くなるようにカスタマイズして、続けることができたでしょう。

感じることが主体的か受動的かで、違う行動と結果になるのがわかるでしょうか。

わたしがここで一番理解していただきたいのは、日常の事柄に対して自動的に反応してしまっている状態は、あなたの意識が眠っている無自覚な状態だということです。そのときは、自分の意識を使って選ぶことをしていませんから、ほかのものを自然と選ばされてしまうという他人軸になってしまいやすいのです。

一方で、主体的に感じているときは、あなたの意識がきちんと起きている状態です。つまり、あなた自身の自分軸で判断したり行動をしたりできているのです。


わたしの生徒さんの中には、セッションでわたしがアドバイスしたことを続けてみることができなくて、わたしに対して申し訳ないと仰る方がいます。どうやらわたしの期待を裏切ってしまったと思ってしまうようです。それが原因で足が遠のいてしまう方さえいます。そんなとき、わたしはこう話します。

「わたしはあなたがアドバイス通りやったとしても褒めないし、できなかったとしても落胆しません。なぜなら、それはわたしのために行うわけではないからです。あなたが、あなた自身のために行うことなので、もし謝るのなら自分に謝ってください」

文章で読むと、わたしが冷たい人間のように思われてしまうかもしれませんね。でも、わたしの評価を求めたり、それに左右されてしまうのは、生徒さんが「他人軸」で行動しているからです。このようなやり取りをとおして、生徒さんは、自分が今までどれほど「他人軸」で自分の行動を決めていたのか、初めて氣づくのです。

ほかにも「他人軸」で行動している場合にみられる特徴をいくつか挙げましょう。当てはまるものはありますか？

・ちょっとしたことでイライラする。
・感情の起伏が激しい。
・もしくは、あまり感情の起伏がない。
・自分はこんなに大変なのにと、いつも犠牲になっているように考えてしまう。
・じっとしているとすぐに眠くなる。
・何か動作や考え事をしていないと落ち着かない。
・もしくは、ぼーっとしていてあっという間に時間がたつ。

・自分の行動に自分で言い訳を考えている

「自分軸」で生きるとは、こういった感情も行動も、必要なくなるということです。
そのために次の項では、主体的に感じるワークをもう一つお伝えしましょう。

主体的に感じることで「自分軸」を立てる

それでは意識を目覚めさせて、「今のわたしが何を感じているのか」を主体的に感じてみましょう。

1．日常生活の中で、いつもやっている仕事を1つ選んでください。
手順をいちいち考えなくてすむものがいいでしょう。例としては、お皿を洗うことや、布団の上げ下ろしなどです。

2．それをやっているときに自分のからだが感じていることを観察してみましょう。

たとえば、お皿を洗っている場合。

手に持つお皿の一つひとつの重さや手触りの違い、それに伴う自分のからだのちょっとした重心の移動、手に触れる泡や流れて当たる水の感触などなど。

たとえば、お布団の上げ下ろしをしている場合。

手や腕に触れる布団の柔らかさや感じる重さ、湿り氣。腰やひざの感覚や左右の腕のバランスなどなど。

これらを、自分が受け取っている感覚として意識していたでしょうか？


このワークをしてみると、皆さんびっくりされます。

今行っていることとは全然違うことを無意識に考えていて、本当なら今自分が感じているはずのことがすっかり抜け落ちてしまっていることに、驚くのです。

やり慣れている日常の仕事は、氣を使う必要がありません。「ながら運転」でも十分作業ができます。ただ、それは前項に書いた意識が眠っている状態とほぼ同じなのです。

何かをしながら別のことを考えるのは、効率のよいことだと思っている方もいるかもしれません。積極的にそうしている方もいると聞きます。いろいろ考えているのだから、意識が眠っているのと同じだといってても信じられないかもしれませんね。

意識が眠っているというのがわかりにくければ、第1章のコップの水のたとえ話を思い出してください。コップの水が意識で、その中に浮遊物として様々な感情や思いがあります。この「ながら運転」のときは、雑多に浮いている思いをぐるぐると巡らせているだけです。自分でちゃんと考えているようでも、コップの水が澄んでいない状態なので、まとまりがありません。「ながら運転」のときに考えたアイデアはパッとしないのではありませんか？　または、思いを巡らせているだけなのに、あとで疲労感を強く感じることはないでしょうか？

このように意識が眠ってしまっている理由については、２つの説明ができます。

一つは、こころを縛る枷《かせ》を自ら作ってしまうことです。「ながら運転」をしている間は、自分で意識的に考え方や感じ方を選ぶということをできなくしています。

もう一つは、行動している「からだ」と、思いを巡らせている「こころ」が乖離しているということです。意識したところにプラーナが流れます。からだを顧みていない間は、意識がそちらに向いていないので、プラーナ不足になってしまうのです。

こうして「ながら運転」は、自分のからだの感覚を鈍らせ、エネルギー不足にしてこころの自由も奪うのです。

意識が目覚めて、澄んでいる状態ならば、自分が今何を感じているかをきちんと知ることができるはずです。そのときは、自分で意識的に行動を選択し、考えることができます。

そこで皆さんに、「ながら運転」に陥らない魔法の言葉をお知らせします。

それは「タンタン」という言葉です。

漢字ではこう書きます。

「単単」

一つひとつやりましょう、という意味です。一つずつ進めていくので、「単々」とは書きません。

「ながら運転」では、からだはお皿を洗っているのに、頭ではお弁当の段取りを考えたりしています。自分のからだが今感じているはずのことが、どこかに追いやられてしまっています。なので「主体的に感じる」ために、やることは一つだけ、と決めてそれをやってみましょう。お皿を洗うことだけに単単と集中、布団を上げることだけに単単と集中、です。やってみるとわかると思いますが、今やっていることにしっかりと向き合うことで、自分のこころがどこかに行ってしまうことがなく、なんでもないことが本当に味わい深く、楽しく感じられるようになります。

これはわたしがヨガに出会う前、派遣社員として働いていたときの体験です。あるとき「新しい伝票に会社の判子を押す」という仕事を任されました。実はちょっとがっかりしました。つまんない仕事！

でも、せっかくやるのだから、眞剣にやろうと決めたのです。

そして伝票のページを1枚めくる度に新しい氣持ちで、この1枚のことだけ考えて判子を押しました。甲子園のピッチャーのような、一球入魂の氣合いです。さっきのはうまく押せたとか、いまいちだったとか考えません。これが何枚目で、あと何枚で終わるかなんていうことも一切考えません。この伝票がどのように使われて、誰の手元にいくのかといったことも考えません。ただひたむきに、この1枚1枚を最初で最後と思いながら丁寧に判子を押していきました。

すると、始める前はたかが判子を押すだけの仕事！と思っていたにもかかわらず、終わるころには充実感でいっぱいになっていました。目の前のことに「単単」と集中して、味わうことができたからです。

今から思うと、このときすでに、わたしの中にヨガの芽があったのだなと思います。

どうぞ、皆さんも単単と感じることを意識して生活してみましょう。

日常に埋没したお宝が発見できるかもしれませんよ。そのお宝が、自分軸というものを明らかにしてくれるはずです。

失っていた自分を取り戻す

日常を丁寧に単単と生活し、一つひとつのことを「感じる」ようになると、毎日がどれだけ楽しく面白いものかということに驚かれると思います。

これを続けていくと、さらに見えてくるものがあります。

それは、実はたくさんのものを受け取れる環境に、自分はいるのだということ。

昨日の残念なことばかりを思い出していて、道端の小さな花の存在に氣づけなかったり、段取りを復習するのに夢中で、お子さんの声なきママ大好き光線を受け損ねていたり。単単と生活していくと、こうしたこれまで見失っていた小さくても大切なことに氣づくようになります。そして、新たな発見をする度に喜びが増えていき、それがまた大きな氣づきへとつながっていきます。

今までの人生で、受け取れたはずのものを、どれだけ受け取れていなかったのか、と。

「自分のことがよくわかりません」

そうおっしゃる生徒さんがわたしのセッションにはよくいらっしゃいます。

このようになってしまう理由はとてもシンプルです。それは、自分が受け取るものを受け取ってこなかったために、自分という存在がどのような要素で構成されているのか、わからなくなってしまっているのです。簡単にいうと、自分を見失っている状態です。

自分を見失っている方がこの「単単ワーク」をやってみると、これまで知らず知らずのうちに自分に「感じる」ことを許していなかったということに氣づきます。しかしそれを後悔したり悲観したりする必要は一切ありません。大丈夫です。

「感じる」ことを自分に許していない方の多くは、実は自分は様々なことを感じやすく、それに左右されすぎてしまう、ということを無意識のうちにわかっているのです。だから、もっと感じなくしたほうがいいのだ、と自分のこころに蓋をしています。

このことに氣づいた瞬間、多くの方は、過去の自分にとても申し訳ないことをしたと思われます。実際に泣かれる方も多くいらっしゃいます。
そんなとき、わたしはこんなワークをおすすめしています。
それは受け取ることを許さなかった過去の自分に、謝りの手紙を書くことです。

1. 軽く目を閉じて、呼吸に意識を向けましょう。

2. 過去の自分が目の前にいるとイメージをします。

3. その自分にあたかも本当に話をしているかのように手紙を書きます。
もう書くことがないと感じるまで書くことに意味があるので、何日か続けて行うのもいいです。

4. もう十分と思えるまで書けたら、それで終わりです。

この過去の自分への手紙ワークは、失ってしまった自分のパーツを取り戻すという効果があります。きちんとできると、自分の内側や足元がしっかりしたように感じられて、氣持ちも明るくなります。

イラストのように「自分」としてのパーツを積み上げてきた場合と、パーツが抜けてしまった場合、上に居るのにどちらが心安らかでしょうか？

過去は変えられないといわれていますが、このワークをすることで、過去を癒す（元に戻す）ことができるのです。

そして今度は、これからの自分の感じ方を変えていきましょう。

自分がどのような感じ方をするのか、どんな反応が出てくるのか、単単と観察してみましょう。それが、

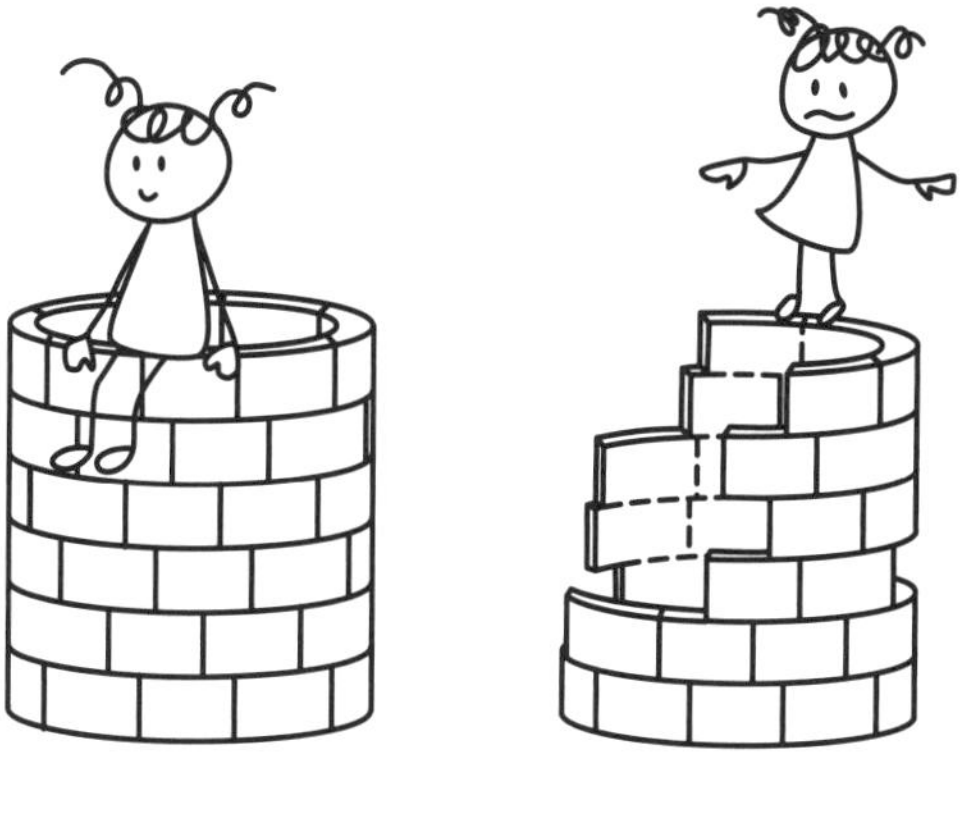

自分を構成する要素となるのです。

これを繰り返し行っていくことで、人は自分を再発見し、再構築し、変化させていきます。この終わらない変化のおかげで、日々は新鮮でありつづけ、日々成長し、自分自身を誇らしく思う氣持ちと自信を持てるようになるのです。

これが自分の軸を立てるということなのです。

第5章

現在《いま》という贈り物

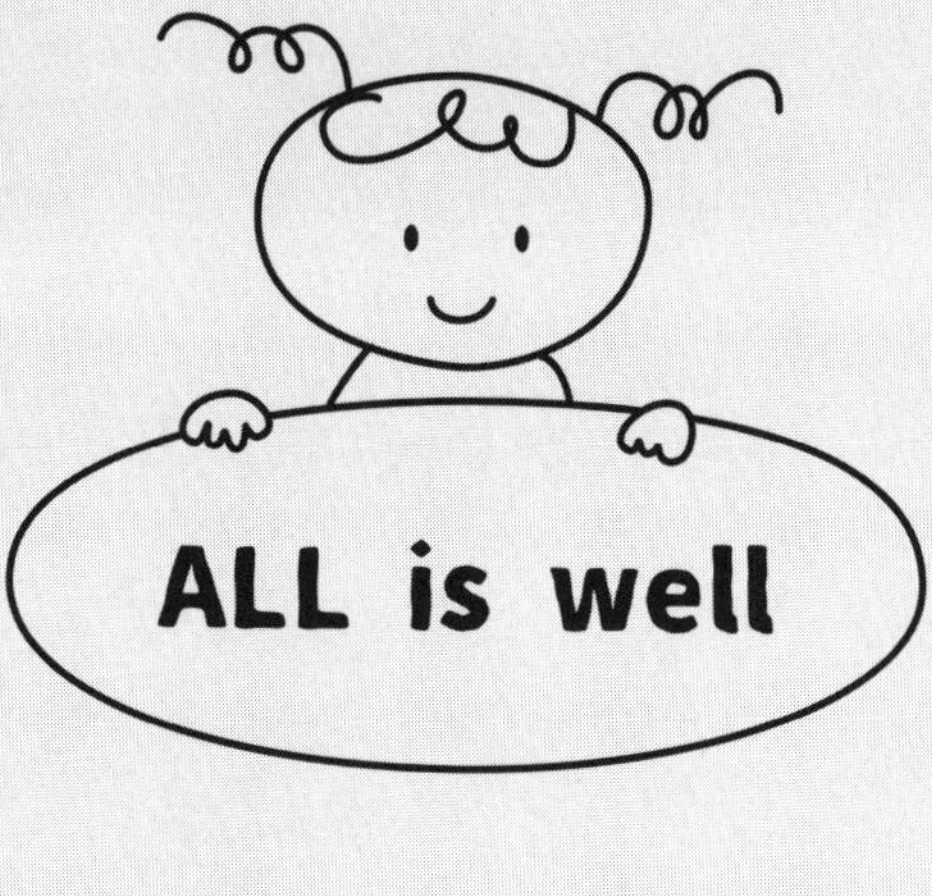

下の言葉は、わたしがよく引用する言葉です。これをわたしなりに訳すと、こうなります。

昨日は歴史
明日は冒険
今日は贈り物
だから「今」を「プレゼント」って
呼ぶのです

英語で「今」と「贈り物」が両方とも「プレゼント」という同じ単語を使うところに、この言葉のおもしろさがあります。わたしがこれを初めて聞いたのはアニメ映画の中でした。

Yesterday is History

Tomorrow is Mystery

Today is a Gift

That's why they call it The Present

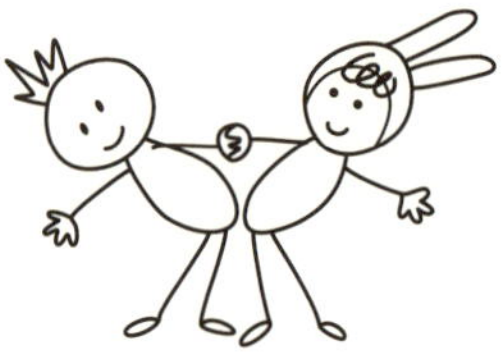

これを聞いたとき、我が意を得たり！と思ってしまいました。ヨガでは本当に耳にたこができるくらい、「今、ここ」の大切さが説かれるのです。

この言葉は、「今」とは、神様からのあなたへのプレゼントなんですよということを教えてくれます。何度読み返しても、なんてわかりやすく、美しい説明だろうと思います。

そして、わたしがこの本でいろいろなワークや例を出して説明していることは全部、次の言葉に集約されます。

感じることは、今に意識を向けること
感じることとは、自分自身を受け入れること
自分自身を受け入れることとは、今に意識を向けること
自分の存在そのものが、「今」という神様からの贈り物

この章では「今」という贈り物をきちんと受け取るために、意識していただきたいことをお伝えします。

これこそヨガの神髄

せっかくの贈り物ならば、きちんと受け取りたい！

誰しもそう思うはずです。

では、あなたは「今」というプレゼントを、きちんと受け取れているでしょうか？

今、あなたは好きなことをやって、幸せを感じることができていますか？

もしあなたが即座に「今の仕事は好きじゃない。やっぱり好きを仕事にしなくっちゃ」「私ももっと幸せになりたいっ」と感じたとしたら、プレゼントを受け取れていない可能性があります。それだけでなく、あなたは自分自身で永遠に幸せになれない囚われの檻を作ってしまっているかもしれないのです。

なぜでしょうか。

「もっと幸せになりたい」という思考の元には、「わたしは今幸せではない」という前提があります。もちろん、今が幸せで、もっと幸せになりたーいという場合もあります。けれどその場合には、私は幸せ！という思いが先に出てくるはずです。そして今きちんと幸せなのですから、焦りもありません。

一方で、今幸せだと感じることができていない方は、２種類に分けられます。片方は、自分がどうしたら幸せになれるのかわからない人たちです。もう片方は、今の幸せを感じることができない人たちです。

前者は、自分のことがわかってないために、自分がどうしたら幸せになれるのかわからずにいます。これは単単と「感じる」ワークをしていくことで解消できますね。

後者の、今の幸せを感じることができない人たちは、次のようにたとえられます。空に浮かんでいる風船を手にしたいと、ただぴょんぴょんと飛び跳ねて手を伸ばしている状態です。これでは風船はいつまでたっても手にできませんし、疲れてイヤになってしまいます。さらにいうと、漠然と手にできたらいいなーと思っている程度で、自分が何色の風船がほしいのかもわかっていないため、たとえ風船を手にしても、別の色がよかった！なんて思ってしまうかもしれません。

こうした方々には、まずは足下を見てくださいとわたしは提案します。

ジャンプして宙に浮くことができるのは一瞬ですが、地面の上にはいつまでもいることができます。足下に地面があるからこそジャンプできるのです。それを知っているのと知らないのとでは大きな違いがあります。足下をしっかりと見ていたら、もっといいものがあるかもしれません。きれいな花が咲いているかもしれませんし、もしかしたら、踏み台になりそうなものがあるかもしれないのです。わたしたちは常に地面を基準にして考える必要があるのです。

ここでいう風船は未来、足下の地面とは現在を表しています。現在をきちんと見ることができなければ、幸せな未来はやってこないのです。


ここで頭が混乱してしまうかもしれない衝撃の事実を発表します。

実は、現在のこの瞬間に、未来も過去も全部含まれています。

過去の行いが積み重なって、今ができあがっています。なので、過去と現在は重なっていることがわかります。視点を移すと、未来は、現在の行いが積み重なってできています。なので、現在と未来は重なっていることがわかります。

ということは、現在のこの一瞬に未来も過去も含まれています。つまり、いつもこの一瞬しか存在していないのです。

それにもかかわらず、わたしたちは頭の中で過去や未来へ行ったり来たりしています。「今」という足元を見ていないことで、不必要な不安やイライラも生み出してしまうのです。ヨガとは、意識をコントロールして、全てが集約されている「今」に意識を向け続ける練習です。

つまり、未来にあってほしい姿を想像しすぎて「今」をおろそかにしたり、または過去を参照しすぎて「今」を無意識に作り上げたりするのではなく、何が起こっているのかを「感じ」ながら、きっちりと「今」を把握する。それが、「今」というプレゼントをしっかりと受け取ることであり、「感じる」ヨガの神髄なのです。

これは、馬車の説明でいうと、主人が自分であり、全てをコントロールしている存在であるということ、つまり自分が世界の中心なのだと氣づくことにつながります。そして、その主人とは大我、ブラフマンでもあります。それは自分という個の枠を超えた大きな大きな意識なのです。

こうして「今」に意識を向け続けることができると、自分の内側に神的部分が存在していることに氣がつき、同時に自分が特別な存在であることを体感することができます。

無敵の自分

「無敵」というと、ほかの誰にも負けない強いヒーローのようなものを連想するかもしれません。しかし、わたしのいう無敵とは、敵がいない状態のことです。そして、敵とは他人ではなく、自分のこころの中に生まれる敵です。たとえば何かが起こったとき、それに抵抗する氣持ちが芽生えることはありませんか？　敵という言葉が強すぎるなら、抵抗勢力と呼んでもいいかもしれません。

たとえば、何か言われたとき――

「明日のテーマはこれでいきます」「（え？　本当に？？）はい」

たとえば、お願いされて――

「あれ、持ってきてー」「（え？　わたし？？）いいよー」

こんなのも、実は敵だったりします。

目覚まし時計の音（えーもう時間？まだ寝たいのに……）

⇩起きあがる

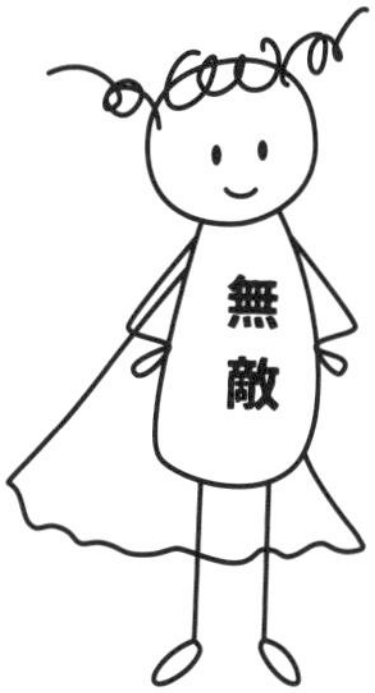

こうした言葉にならない無意識のうちに起こる些細な反応が、実は「敵」を作ることになっているのです。これらの小さな敵たちは、まるで重りのようにあなたの行動力を奪い、制限しているのです。

もし、この敵がいなかったらどうなるでしょう？

一緒に敵のいない世界を想像してみましょう。


たとえば、目覚まし時計の音が聞こえた瞬間。

（えーもう時間？）という思いが出てくる前に、がばっと起きてみましょう。

敵が生まれる前に行動してしまうので、スッキリさっぱりと起きることができます。

たとえば、「あれ、持ってきてー」と言われたら。

（え？　わたしが？？）とイヤな顔になる前に、快い返事と共に持っていってあげましょう。こうすると、自分が持っていってあげたなどという考えは全く出てきません。２人の仲もより円滑になるでしょう。

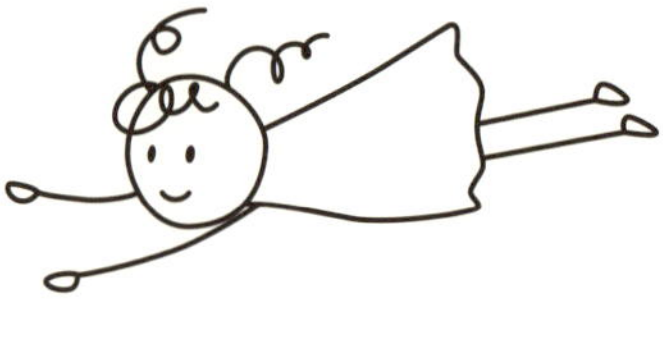

このように敵が生まれる前に行動することを意識していくと、どんどんとこころが軽やかになっていきます。自分のこころの動きを邪魔されることがなくなるからです。

敵はいつも小さな姿で生まれてきます。それを放っておくと、どんどんとこころの動きが重くなってきます。始めは、ほんの一瞬の氣持ちだったものが、ひっかかり、疑問となり、自己犠牲や押しつけがましさへと、大きくなってきます。こころが重たくなるのは当たり前ですね。

だからこそ、敵が小さいうちに、いや、発生する前に対処しましょう。自分の中で起こる変化を「感じ」ながら、敵が生まれる前に対応していくことは、かなり楽しく感じられます。敵は対応を続けていけばどんどん小さくなっていきます。これを繰り返していくことで、行動も自然に軽やかになっていきます。

軽やかになると、変化がよりわかりやすくなるので、さらに楽しくなってきます。

もし敵が大きな感情や思考になってしまったとしても、第3章でお伝えしたように、感情や思考を観察し、原因を分析して、それを手放していけばいいのです。

こうして、無敵な自分として行動していくと、楽しく軽やかな氣持ちになれるプラスのスパイラルで、こころもからだも生まれ変わるように感じます。そして、この楽軽スパイラルにのり始めたら、自信を持って言ってくださいね。

私は無敵です！

ぜーんぶ、うまくいく！

日常生活の1コマの中でできる、ちょっとしたワークをたくさんご紹介しました。こんなことで、うまくいっちゃうわけ？って不思議に思われるかもしれません。でも、ぜひぜひ、実際にこの本の中のワークを試してみてください。

わたしはこれらの考え方やワークをたくさんの生徒さんと一緒にやってきました。そして、生徒さんたちが長年抱えていた悩み事が、第三者からみたら状況的には何も変わっていないにもかかわらず、あっという間に解決してしまったケースをたくさん見てきました。

表面上は何も変化していないのです。けれども、彼女たちにとって問題だったことが、あっという間に問題ではなくなってしまったのです。おもしろいと思いませんか？　これはつまり、彼女たちの「こころの在り方」が問題に仕立て上げていたということなのです。

本、セミナー、カウンセリングなど、「こころの在り方」を変える方法はたくさんあります。なかでもパワフルでリバウンドがない方法といえるのが、この「感じるヨガ」です。

自分のからだを通じて意識やこころにつなげていく体験は、その本人にとっての眞実となります。本や人の話は、それを書いたり話したりする人たちにとっての眞実かもしれませんが、あなたにとっては眞実ではない可能性があり、自分のものにするのはなかなか難しいといえます。

その証拠に、「頭ではわかっているけど、できません」ということがありますよね。それは残念ながら、本当の意味で理解していないからです。体験は自分の眞実となります。

現代は情報が多すぎて、五感の感度を下げなくては処理できないほどです。多くの人が外からの情報に対応するだけで精一杯で、なかなか自分の内側を観ることができません。そのため、自分の存在意義や生きる目的などが見えにくくなりやすいように思います。

そんな環境の中でも、「今」何を感じているのか、自分の存在を実感できるようになると「こころの在り方」は自然に変化していきます。そしてどんなことが起こっても、悔やんだり悲しんだりし続ける必要がないとわかるようになります。こうした感情の変化は流れている川面の小さな波や渦にすぎず、それが永遠に続くわけではないと理解できるからです。すると、問題を作り出していた自分の原因が根本からなくなるので、問題自体がなくなってしまいます。

そして嬉しいことに、幸せ感もアップします。これがとても大きなことなのですが、今すでに手にしている幸せを見逃すことなくキャッチできるようになるので、いつでもどこでも幸せでいられるのです。しかも、その幸せは他人や状況に左右されるものではありません。

こんな問答をしたことがあります。

ある生徒さんは、「どうせみんな死んでしまうのだから、どんなふうに生きたって、どうでもいいじゃない」とお子さんに言われて、うまく言葉が返すことができなかったと言います。

わたしはこう返したらどうでしょうか?とお伝えしました。

「どこに遊びに行っても絶対に家に帰ってくるのだから、いっそのこと、どこにも遊びに行かない、って思う?」

わたしたちは全員生まれた瞬間から死に向かって歩いていきます。それでも生きていくのは、「帰ってくるけど、出かけていく」ように、何をどれだけ体験したかに意味があるからだと思うのです。体験したこと一つひとつに、いいも悪いもありません。悲しくなったら、「悲しいということを味わったんだなぁ」、嬉しい!って思ったら、「嬉しいって思ったんだなぁ」と、判断することなくただ見つめればいいのです。

いい匂いがするなぁ。
これはちょっと臭いかも……。
あそこのお店はもう行かないぞ。
今日のご飯は格別においしかったなぁ。
騒音はやっぱり苦手だ……。
この音楽好きだなぁ。
うぅ……さむっ！
太陽がぽかぽかあったかいなぁ。
ギラギラしてる照り返し、まぶしい！
キラキラ輝く水面、まぶしいなぁ。

こんなふうに、日々いろいろ感じていることを、一つひとつ「そっか。そう感じているんだね」と観察していったら、それだけでいいのです。

結果ではなくて、プロセス、経過が大切とよくいわれますよね。でもなぜか、ヨガではアーサナ（ポーズ）の結果を求めている方が多いように思います。

けれど、ヨガの本質も、やっぱりプロセスです。アーサナ（ポーズ）を完成させるまでに、いや、完成できなかったとしても全然構わないのですが、そのプロセスで自分のからだがどう感じたのかが大切なのです。

お手本にどれだけ近いかではなく、足の裏はどれくらい接地しているのか、腰に負担はないのか、腕は伸びているか、指先まできちんと伸ばせているか、ゆるむべきところはゆるんでいるかどうか。

何を感じているか、それを見つめるのがヨガなのです。

ヨガはこうして5千年もの間受け継がれています。それだけヨガが人間の意識の成長に欠かせないものだったということです。ただ健康になって長生きするためなら、ほかのものにとって代わられてもいいはずです。

ヨガが世界的にブームになって久しいですが、だからこそ今このとき、ヨガの智慧で一人ひとりの意識が目覚めるときだと思います。あなたが幸せならそれは周りの人にも自然に伝わり、この地球上全てのものに影響していくのです。

まず、あなたが幸せを感じましょう。

そうすれば、ぜーんぶうまくいく！

《 ある女の子のお話 》

あるところに
ひとりの女の子がいました。
彼女は朝起きて会社に行き——

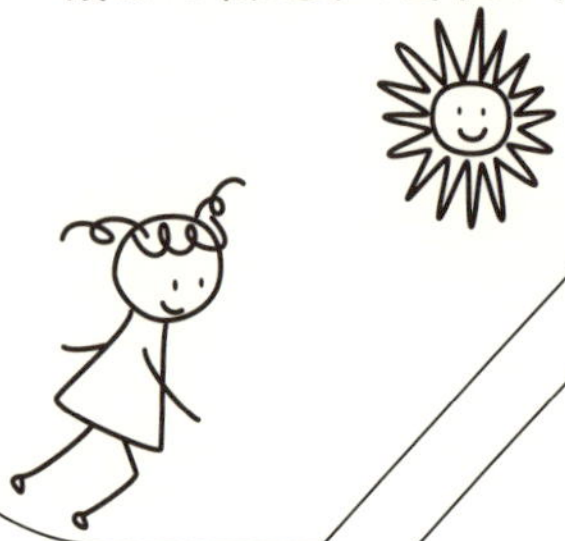

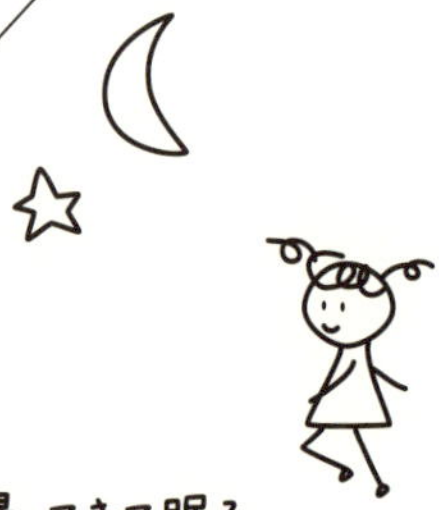

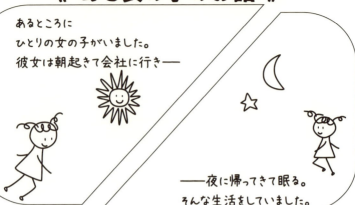

——夜に帰ってきて眠る。
そんな生活をしていました。

ある朝、彼女は偶然
ラジオの天気予報を聞きました。

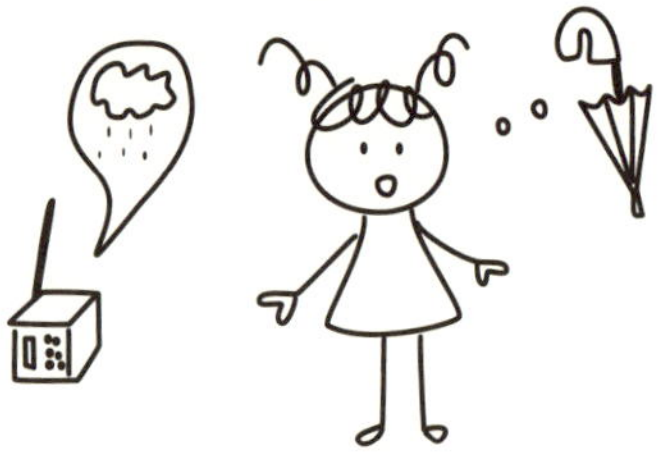

そして、その情報を信じて傘を持ってでかけたので
雨にぬれずにすみました。

次の日、ラジオを聞いていると
違う人たちがそれぞれ違うことを言っていました。
女の子は、傘を持っていったらいいのか
わからなくなってしまいました。

それからしばらくの間
あれこれ考えているうちに
会社に遅刻してしまいました。

そのまた次の日、女の子は遅刻しては大変！と
ラジオを聞くのをやめて出かけたのですが
途中で不安になってしまいました。

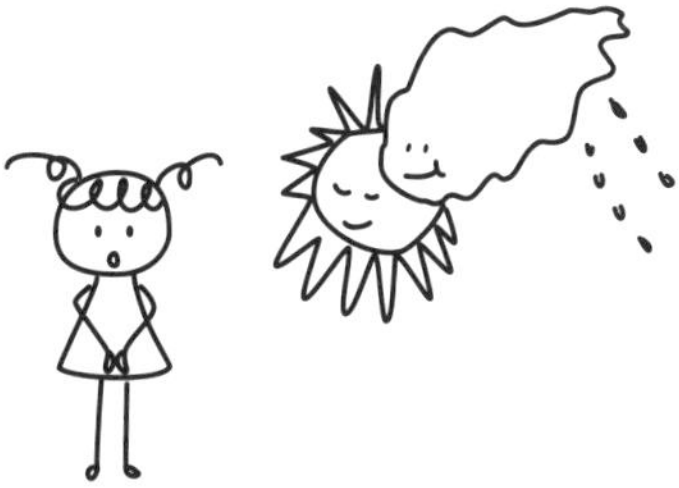

そして、次の日の朝のこと。
女の子は窓を開けて
空気の匂いをかいでみました。

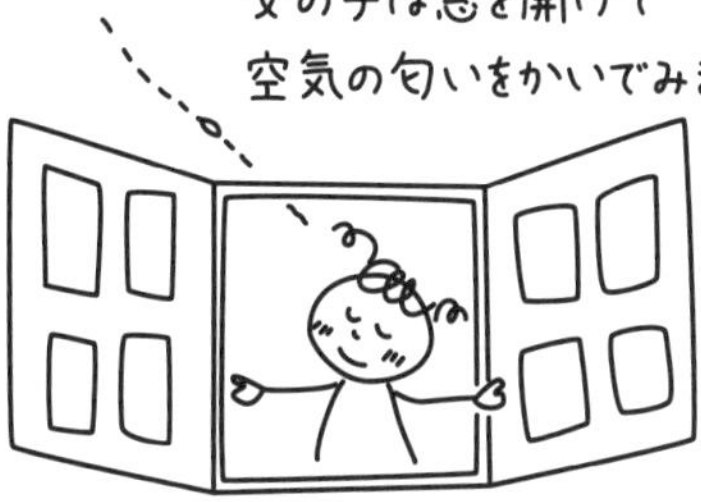

少し湿っぽい気がしたので
傘を持って出かけました。

その日は不安にもならず、雨にもぬれずに
一日を快適に過ごすことができました。

この女の子の体験は“幸せ”というには
あまりにも小さいことかもしれません。
でも、周りの情報に惑わされることなく
自分の感覚を信じて『自分自身にしたがう』。
たったそれだけで“生活”は大きく変わっていくのです。

おわりに

最後までお読みいただきましてありがとうございます。

「感じるヨガ」はいかがでしたかー？　ヨガといっても感じ方や考え方のワークばかりでびっくりしましたか？

この本に書かれている内容は、いわゆる伝統的なヨガとは少し違うかもしれません。でもヨガとは「自分の神性とつながる」ことであり、そこに至る道はたくさんあるはずです。その中のいくつかをわたしなりにまとめたのが、この本です。

ご紹介したワークは、今までたくさんの生徒さんと一緒に楽しく、時には涙しながら体験してきたものです。生徒さんたちが問題解決の糸口を見つけたり、癒されたりという場面をたくさん見させていただきました。生徒さんたち一人ひとりとそうした体験を共有できたおかげで、この本ができあがったといっても過言ではありません。ありがとうございます。

ヨガのポーズももちろん意味があり大切ですが、からだとこころの両方を扱うヨガの側面がもっと広まるといいなと思っています。ヒーリングやスピリチュアル、瞑想がブームになっています。それらを頭だけでなく、自分のからだをとおして学ぶために、ヨガがもっと活用されることを期待しています。

この本は、わたしのブログに興味を持ってただいたＢＡＢジャパンの木村麗さんのおかげでこのような形にすることができました。ありがとうございます。
また、とてもお忙しい中、装丁などについて直接やりとりさせていただいた東口敏郎社長にも御礼を述べさせていただきます。こころより感謝しております。

そして夫の耕平にも。あなたはわたしよりも19年も後に生まれたにもかかわらず、魂のレベルではあなたのほうがずっと上で、いろいろガイドしてくれました。そして、この本の制作にも多大なるサポートをいただきました。

最後に、６月に亡くなった父へ。
ちょっと変わった娘は、今まであまりちゃんとした親孝行ができていませんでした。出版の話を報告するととても喜んでくれたので、これで親孝行ができるかもと思っていました。少しだけでもいいから、この本が書店に並ぶところを見てもらいたかったなと思います。

そして本当に最後に。
存在する全てのものが、自由で幸せを感じることができますように。

2016年12月8日　家崎カオン

・読者の皆さまへ・
瞑想用ガイド音声の
プレゼント！

書籍を購入していただいた方への特典として、瞑想用のガイド音声をお届けいたします。
この音声は、姿勢の整え方や呼吸といった準備から始まり、瞑想時の意識を持ち方、そして瞑想状態から戻ってくるまでを、約15分にわたってガイドするものです。

瞑想をしたいけれどやり方がよくわからない、毎日の生活の中で自分を整える時間を持ちたいという方にぴったりで、生徒さんたちからも大好評のガイド音声です。

下記アドレスにアクセスしてパスワードを入力していただきますと、音声ダウンロードおよび動画閲覧のための案内ページが開きます。

■アドレス：http://kaonyoga.com/kanjiru-yoga/
■パスワード：books

このガイド瞑想で、ぜひ「感じるヨガ」を体験していただければと思います。ご活用ください！

著者・家崎カオン（いえさき かおん）

1965年生まれ。米国ヨガアライアンス認定E-RYT500。逗子市在住。

幼少から運動嫌いだったが、28歳でヨガに出逢い、からだを動かすことへの意識が変わる。国内でレッスンをしながらアメリカ、コスタリカなどの海外でも学びを深め、日常生活の中でも実践できるヨガを探求。その後、本来のヨガとはマットの上やスタジオ内だけで行うものではないとして、瞑想、食養生、整体法、心理学、ダンス、発声などの要素を融合させた独自のメソッドをクラスで提供。

ヨガを通じて日常生活の中でからだをもっと意識することが、自分の存在価値を見出すことにつながる！そんな想いを胸に19歳下の夫と共に日本国内を西へ東へと奔走しながら活動中。個人レッスンを中心に、グループレッスン、ワークショップ、独自スタイルのヨガアライアンス認定インストラクター養成講座などを展開している。

ブログ「カオン式在り方としてのヨガ」http://kaonyoga.com

イラスト：家崎カオン
本文デザイン：澤川美代子
装丁：ギール・プロ

「今ここ」で自分自身に意識を向けること。

感じるヨガで、

2017年1月31日　初版第1刷発行

著者
家崎カオン

発行者
東口敏郎

発行所
株式会社 BABジャパン
〒151-0073　東京都渋谷区笹塚 1-30-11 中村ビル
TEL 03-3469-0135
FAX 03-3469-0162
URL http://www.therapylife.jp
E-mail: shop@bab.co.jp

郵便振替
00140-7-116767

印刷・製本
株式会社 暁印刷

ISBN978-4-8142-0026-9　C2077

BOOK Collection

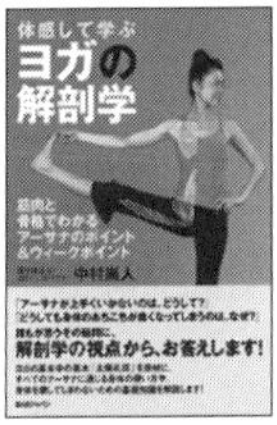

体感して学ぶ ヨガの解剖学

筋肉と骨格でわかるアーサナのポイント&ウィークポイント

「アーサナがうまくいかないのはどうして?」「身体のあちこちが痛くなってしまうのはなぜ?」誰もが思う疑問に、解剖学の観点からお答えします! ヨガの基本中の基本「太陽礼拝」のポーズを題材に、全アーサナに通じるからだの使い方や体を壊さないための基礎知識を紹介。初心者から指導者まで読み応え十分!

●中村尚人 著 ●A5判 ●232頁 ●本体1,600円+税

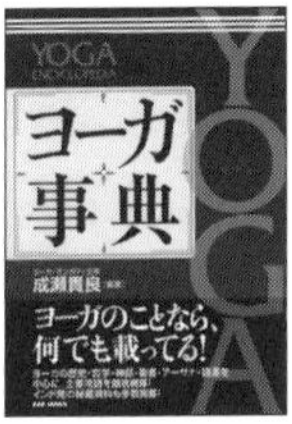

ヨーガ事典

18 年の歳月をかけてまとめられた、日本初のヨーガ事典。この1冊でヨーガの歴史・神話・哲学・聖者・アーサナ・語源…etc ヨーガのすべてを完全網羅! ヨーガをより深く知るための座右の書。・インド発の秘蔵資料を多数掲載/実技はわかりやすいイラストでの説明付き/全語にサンスクリット語表記あり/ヨーガの教典の出典を掲載/現代用語集とヨーガ年表付き

●成瀬貴良 著 ● A5 判 ● 492 頁 ●本体 3,800 円+税

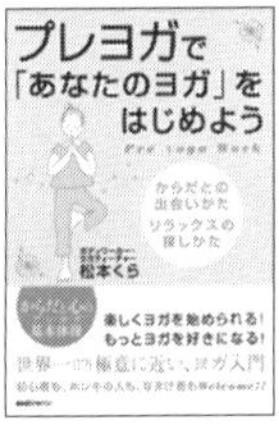

プレヨガで「あなたのヨガ」をはじめよう

からだとの出会いかた、リラックスの探しかた

ヨガでリラックスできる人、いくらやっても辛くて苦しい人。その違いはリラックスする感覚を知っているかどうかにかかっています。本書はそんな「リラックス感覚」をつかむためのボディワークを紹介します。ビギナーには入門書に、ベテランにも新しい発見がある内容です。

●松本くら 著 ●四六判 ●240頁 ●本体1,600円+税

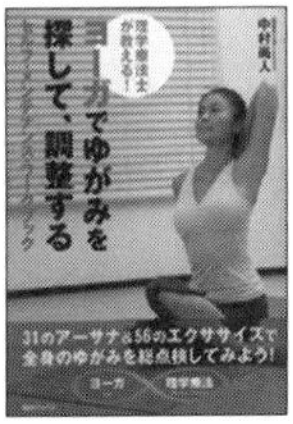

理学療法士が教える! ヨーガでゆがみを探して、調整する

セルフ・メンテナンスのためのメニューをヨガインストラクターの理学療法士が提案するワークブック。31 のアーサナ& 56 のエクササイズで、全身のゆがみを総点検できます。内容:ヨーガで身体をチェック/呼吸をチェック/生活習慣をチェック/自分のゆがみとその原因を確認/エクササイズで、ゆがみを調整

●中村尚人 著 ●B5判 ●152頁 ●本体1,600円+税

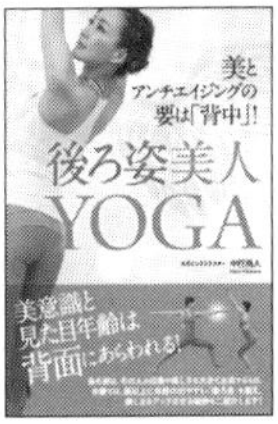

美とアンチエイジングの要は「背中」 後ろ姿美人 YOGA

美意識と見た目年齢は背面にあらわれる! どこから見てもきれいなボディラインに! 後ろ姿は、その人の印象や美しさを大きく左右するもの。本書では、顔以上に年齢の出やすい「後ろ姿」を整え、美しさをアップさせる秘訣をご紹介します!

●中村尚人 著 ●四六判 ●184頁 ●本体1,400円+税

BOOK Collection

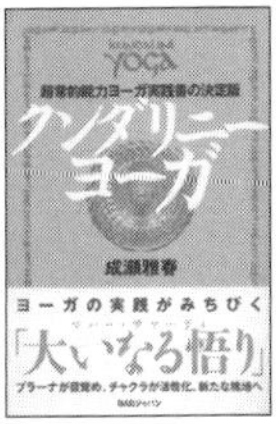

超常的能力ヨーガ実践書の決定版

クンダリニー・ヨーガ

超常的能力ヨーガ実践書の決定版。日本ヨーガ界の第一人者成瀬雅春師が、クンダリニーエネルギー覚醒の秘伝をついに公開！　根源的エネルギー「プラーナ」が人体内で超常的能力として活性化する「クンダリニー覚醒」を本気で目指す人のための実践マニュアル。

●成瀬雅春 著　●四六判　●288頁　●本体2,000円+税

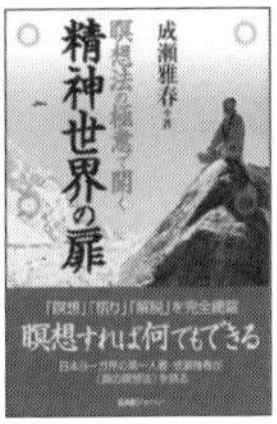

瞑想法の極意で開く **精神世界の扉**

「瞑想」「悟り」「解脱」を完全網羅! 日本ヨーガ界の第一人者・成瀬雅春が〈真の瞑想〉を語る。■目次：瞑捜編（瞑想とは何か・サマーディへの階梯・瞑想の実践法・制感の実践法）／瞑想編（観想の実践法・瞑想の実践法・他）／究極編（聖地への道程・瞑想法の極意・究極の瞑想・他）／系観瞑想／特別対談　角川春樹×成瀬雅春

●成瀬雅春 著　●四六判　●320頁　●本体1,600円+税

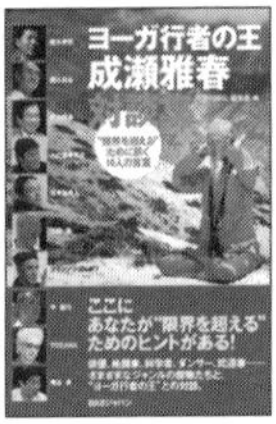

ヨーガ行者の王 **成瀬雅春 対談集**

"ヨーガ行者の王" 成瀬雅春。各界選りすぐりの達人たちとの超絶対談集!
■対談者：第1部　表現者との対話［榎木孝明、TOZAWA］／第2部　格闘者との対話［平直行、小比類巻貴之、増田章］／第3部　求道者との対話［柳川昌弘、日野晃、フランソワ·デュボワ］／第4部　研究者との対話［武田邦彦、苫米地英人］

●「月刊秘伝」編集部 編　●四六判　●280頁　●本体1,500円+税

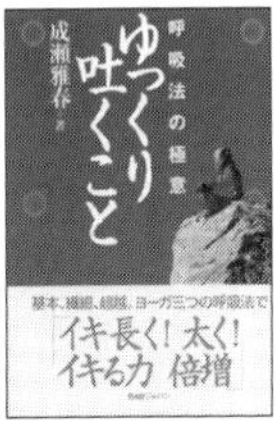

呼吸法の極意　**ゆっくり吐くこと**

人は生まれてから「吸う、吐く」を繰り返している。それを意識することは宝を手に入れたようなもの。身体は疲れにくくなり集中力が高まり活力が漲るという。本書は呼吸法のテクニックを初級·中級·上級のレベル別に。女優の高樹沙耶さんの特別対談収録!　■目次：第一章 導入　呼吸法の本質／第二章 本意　基本的な呼吸法／第三章 達意　繊細な呼吸法／第四章 極意　超越的な呼吸法

●成瀬雅春 著　●四六判　●288頁　●本体1,600円+税

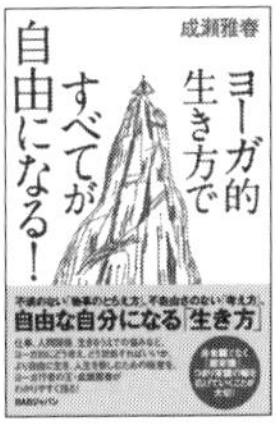

ヨーガ行者・成瀬雅春が教える「超常識学」

ヨーガ的生き方ですべてが自由になる!

非常識でなく「超常識」、つまり常識の幅を広げていくことが大切!　仕事、人間関係、生きるうえでの悩みなど、ヨーガ的にどう考え、どう対処すればいいか、より自由に生き、人生を愉しむための極意を、ヨーガ行者の王·成瀬雅春がわかりやすく語る!

●成瀬雅春 著　●四六判　●180頁　●本体1,400円+税

BOOK Collection

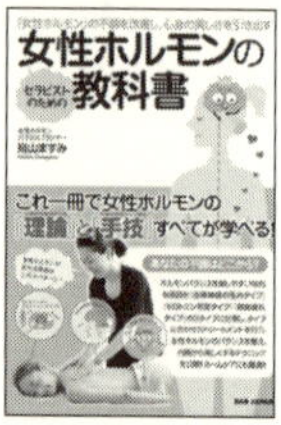

セラピストのための女性ホルモンの教科書

「女性ホルモン」は生理痛、頭痛、肩こり、腰痛、疲れ、冷え、むくみなどの“カラダの不調”から“ココロの不調”、“美容”まで大きく関わります。女性ホルモンが乱れる原因を3タイプに分類。『女性ホルモン』の心理学的観点からみた『理論』と不調の原因タイプ別の『ボディートリートメント』&『フェイシャルの手技』やセルフケアを解説します。

●烏山ますみ 著　●A5判　●236頁　●本体1,500円+税

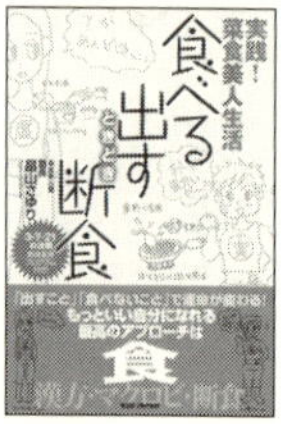

実践!菜食美人生活
食べる・出す・ときどき断食

人生をピカピカ輝かせる食の秘密を伝授!　漢方とマクロビオティックをベースとした、食で体をリセット、デトックスする方法を紹介しています。自分の体質に合ったものを食べ、不要物（食品添加物、コレステロール、脂肪など）を出せる体にすることで、お肌も人生もピカピカ輝くのです。

●畠山さゆり 著　●四六判　●208頁　●本体1,500円+税

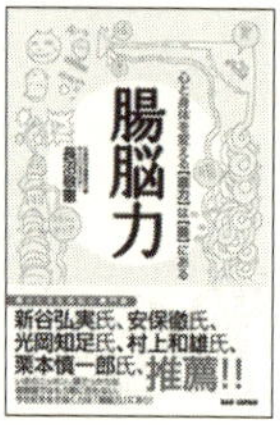

腸脳力
心と身体を変える“底力”は“腸”にある

錚々たる生命知の専門家——新谷弘実氏、安保徹氏、光岡知足氏、村上和雄氏、栗本慎一郎氏等も推薦!!　食べたもの、飲んだもの、そして呼吸が、どうやって私達の「体」と「心」になるか知っていますか?　「腸」にこそ覚悟や直観といった、生きるための力と知恵=「腸脳力」が備わっているのです。

●長沼敬憲 著　●四六判　●186頁　●本体1,200円+税

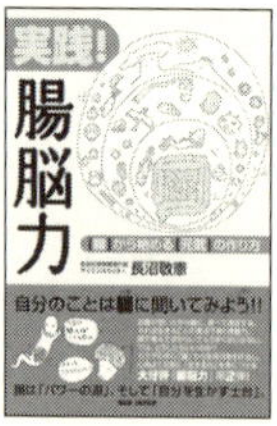

実践!腸脳力
【腸】から始める【元気】の作り方

腸を元気にすれば脳も元気になる!　お腹が空けば動き、食べて満足する。それは生きることの原点であり原動力。頭で考えてばかりいてもうまくはいかない。カラダの中心「腸」から生命力を引き出し、心地よく元気に「生きる力」を身につける大好評『腸脳力』の第2弾!「玄米ごはん」をすすめる本当の理由など丁寧に解説。

●長沼敬憲 著　●四六判　●224頁　●本体1,200円+税

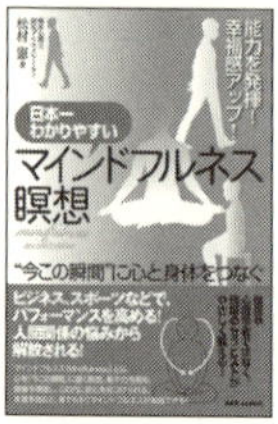

日本一わかりやすいマインドフルネス瞑想

ビジネス、スポーツなどで、パフォーマンスを高める!　人間関係の悩みから解放される!　マインドフルネス（Mindfulness）とは、心を「今この瞬間」に置く瞑想です。「呼吸を見つめる瞑想」「歩く瞑想」「音の瞑想」「食べる瞑想」等で効果を実感でき、集中力を高め、健康を増進し、心の内に安心を見つけられるようになります。本書を読むと、誰でもすぐマインドフルネスが実践できます。

●松村憲 著　●四六判　●216頁　●本体1,300円+税

BOOK Collection

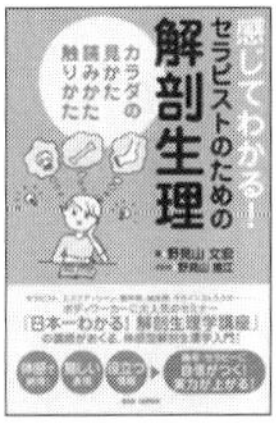

感じてわかる! セラピストのための**解剖生理**

「カラダの見かた、読みかた、触りかた」が分かる本。カラダという不思議と未知があふれた世界を、実際に自分の体を動かしたり、触ったりしながら深く探究できます。意外に知られていないカラダのお役立ち&おもしろトピックスが満載!

●野見山文宏 著 ●四六判 ●180頁 ●本体1,500円+税

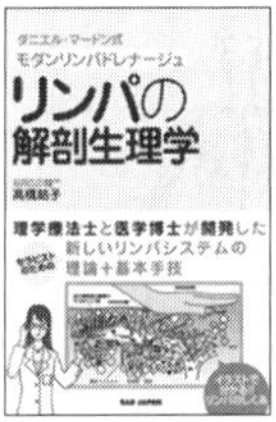

ダニエル・マードン式モダンリンパドレナージュ

リンパの解剖生理学門

リンパドレナージュは、医学や解剖生理の裏付けがある科学的なメソッドです。正しい知識を持って行ってこそ安全に高い効果を発揮できます。本書は、セラピストが施術の際に活かせるように、リンパのしくみを分かりやすく紹介。ふんだんなイラストともに、新しいリンパシステムの理論と基本手技を解説。

●高橋結子 著 ●A5判 ●204頁 ●本体1,600円+税

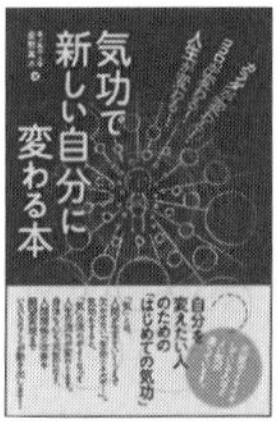

ココロが変わる!カラダが変わる!人生が変わる!

気功で新しい自分に変わる本

自分を変えたい人のための「はじめての気功」。気とは、人間が生きていくうえで欠かせない生命エネルギー。元気でイキイキしている人ほどよい気が満ちています。気功をすると、気の流れがよくなって人生の流れが変わります。心身の活性化はもちろん、人間関係の改善や願望実現までいろいろなことが動き出します!

●星野真木 著 ●四六判 ●232頁 ●本体1,400円+税

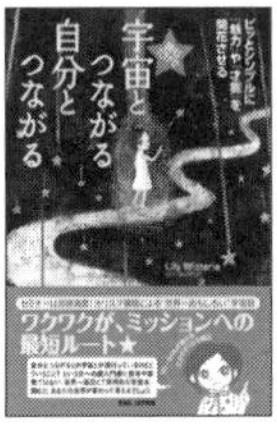

読むだけで

宇宙とつながる 自分とつながる

自分とつながるとか宇宙とか流行っているけどどういうこと? という方への超入門書。哲学や宗教ではない、世界一面白くて実用的な宇宙本です。読むと、あなたの世界が変わって見えるでしょう。願いは軽やかにフワッと願うと、当然のように手に入る!、すべての感情は味わい尽くすと歓びに変わる! etc…リリーちゃんが教える生きやすくなる秘訣です!

●リリー・ウィステリア 著 ●四六判 ●256頁 ●本体1,300円+税

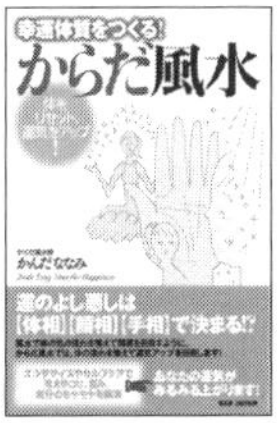

体をリセット、運気をアップ!

幸運をつくる! **からだ風水**

運のよし悪しは【体相】【顔相】【手相】で決まる!? 風水で家の気の流れを整えて開運を目指すように、からだ風水では体の流れを整えて運気アップを目指します。エクササイズやセルフケアで冷えやコリ、歪み、気分のモヤモヤを解消し、あなたの運気がみるみる上がります。

●かんだななみ 著 ●四六判 ●208頁 ●本体1,400円+税

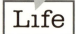

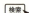

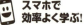

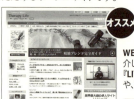